Repenser **son alimentation** pour une vie plus saine

Cristian Ortile

Traduit de l'italien par Lauranne Paës, avec la collaboration des étudiants de 2e Master 2016-2017 de Traduction spécialisée multilingue de l'Université de Lille

«On est libre de choisir son mode de vie, mais pas d'en choisir les effets»
Herbert MacGolfin Shelton

Ce manuel donne des informations et des pistes intéressantes sur tout ce qui concerne une bonne alimentation et la santé. Toutefois, cet ouvrage n'a pas l'intention de remplacer un médecin ou de prescrire un régime alimentaire qui puisse être indiqué à quiconque, étant donné la diversité des individus et des différentes pathologies.

L'éditeur et l'auteur ne peuvent être tenus responsables en cas d'utilisation inappropriée des présentes informations.

Introduction

Pour se sentir mieux, le premier chapitre à écrire est sans aucun doute celui de l'alimentation.

Pourquoi?

Avant tout, une bonne alimentation a des répercussions favorables sur l'énergie physique, l'espérance de vie, l'humeur et la concentration. Elle permet également d'améliorer la qualité du sommeil. Enfin, c'est l'action la plus efficace pour prévenir (et soigner) les problèmes de santé.

Que votre but soit de pratiquer un sport, d'être plus concentré sur votre travail, de disposer de la détermination nécessaire pour atteindre un nouvel objectif ou, tout simplement, d'être bien dans votre peau, la première étape pour y parvenir consiste à améliorer ce que vous introduisez dans votre corps. En effet, ce que vous mangez finit toujours par devenir une partie de vous-même. Si vous ingérez chaque jour des aliments nocifs, un jour ou l'autre, il est inévitable que vous vous sentiez mal.

À l'heure actuelle, ce n'est plus si facile d'avoir une alimentation saine. Ainsi, sans vous compliquer la vie, vous vous rendez au supermarché situé à côté de chez vous et vous remplissez votre chariot d'aliments recommandés par la télévision, car ils sont, soi-disant, bons pour la santé.

Mais le sont-ils vraiment?

Nous sommes littéralement submergés par la publicité, les programmes télévisés, les articles de journaux, les blogs et les revues spécialisées qui abondent en conseils sur ce qu'il faut manger et ce qu'il faut éviter et sur ce qui fait maigrir et ce qui fait grossir. Pas facile de s'y retrouver...

Les mauvaises habitudes finissent par s'installer. Vos convictions sur ce qu'il est bon de manger ? Vous les tirez des enseignements et des préjugés accumulés au fil des années, sans vraiment y voir clair.

C'est précisément ce manque de clarté qui m'a poussé à lire, par curiosité, des ouvrages sur l'alimentation. Dans un premier temps, les contradictions entre experts m'ont rendu perplexe. Certains soutiennent des arguments contraires, ce qui vous laisse alors dans le flou le plus total et dans l'incapacité de savoir ce qu'il est bon de cuisiner ou non.

Si même les idées des spécialistes les plus illustres divergent tant, comment faire pour démêler le vrai du faux ?

Pourtant, à mon grand étonnement, plus je lisais de livres défendant des thèses diamétralement opposées, plus je me rendais compte qu'ils n'étaient finalement pas si éloignés les uns des autres. Ainsi, un certain courant de pensée préférait mettre en avant les qualités d'un aliment, tandis qu'un autre le déconseillait pour ses inconvénients.

Au départ, le fossé entre ces deux modes de pensée semblait infranchissable. Mais au fur et à mesure de mon analyse, ce fossé s'est comblé, un peu à l'image d'un entonnoir qui se resserre.

Poussé par l'envie de faire toute la lumière sur le sujet, j'ai mené de longues recherches en lisant des ouvrages et en suivant des formations sur l'alimentation et la diététique. J'en ai finalement tiré des conclusions qui m'ont permis d'identifier les deux régimes alimentaires considérés comme étant les meilleurs : je les ai revus et corrigés et je les ai agrémentés de conseils sur les apports journaliers, les propriétés de chaque aliment et les résultats qui permettent de déterminer le régime alimentaire le plus adapté en fonction de ses besoins.

Que vous choisissiez de vous nourrir d'aliments d'origine animale ou d'adopter un régime végétarien, ce guide vous expliquera comment suivre les différents types de régimes alimentaires, quels aliments consommer et combien de fois par semaine, afin d'assimiler tous les nutriments nécessaires.

C'est ainsi qu'est né ce guide pratique.

Table des matières

Chapitre 1
Quel régime alimentaire choisir?

Les valeurs nutritionnelles
Le corps humain, à l'image d'une voiture
Défi n°1

«La majeure partie de la nourriture que vous mangez n'est pas issue d'un choix, mais d'un conditionnement»
Allen Carr
[La méthode simple pour perdre du poids]

Quel régime alimentaire choisir?

Le sens du mot grec *dìaitea*, d'où provient «diète», signifie «façon de vivre», soit le régime alimentaire suivi généralement par tous les êtres vivants.

À l'heure actuelle, quand on parle de régime, on pense d'abord à ces deux ou trois mois, souvent avant l'été, au cours desquels on s'impose des règles très strictes sur ce qu'il convient de manger ou non.

Ceux qui décident de maigrir procèdent très souvent selon ce qu'ils ont entendu dire et en fonction de leurs opinions personnelles, sans généralement obtenir le résultat escompté. Par ailleurs, ils courent le risque de mettre encore plus leur santé en danger.

Qui plus est, l'avènement d'Internet a fait naître de très nombreux régimes révolutionnaires qui se sont propagés comme une traînée de poudre. Dans l'ensemble, ils ne sont pas construits sur des preuves scientifiques mais sur des bases relevant de la pure théorie.

Les valeurs nutritionnelles

Sur l'emballage de chaque produit acheté figure un tableau récapitulatif des valeurs nutritionnelles de l'aliment en question.

Que représentent toutes ces données et à quoi servent-elles?

Si ces indications

Énergie
Glucides
dont sucres
Matières grasses
dont acides gras saturés
Protéines
dont protéines animales
Fibres
Autres

restent purement théoriques, elles constituent toutefois un outil qui permet de comprendre ce que vous mangez ainsi que les aspects positifs et négatifs pour le régime alimentaire que vous suivez.

Tout d'abord, les glucides ou les protéines à l'état pur, cela n'existe pas ! En effet, chaque aliment possède des quantités variables de l'un ou l'autre nutriment. C'est ce qui explique pourquoi certains aliments sont considérés comme des «glucides» lorsque la quantité de glucides prédomine, et comme des «protéines» si, à l'inverse, la teneur en protéines est supérieure.

Comme indiqué dans le tableau ci-dessous et sur les tableaux des produits, sous la rubrique «glucides», la mention «dont sucres» apparaît systématiquement, tandis que les «acides gras saturés» figurent sous la rubrique «matières grasses». L'explication est simple: ce sont précisément les sucres et les acides gras saturés, composants respectifs des glucides et des matières grasses, auxquels il faut faire attention et qu'il faut éviter de consommer en excès.

Sous la rubrique «protéines» du tableau, j'ai ajouté la mention «dont protéines animales» pour mettre en évidence la présence de protéines d'origine animale, qu'il faut également limiter.

Sous la catégorie «autres», il est question de vitamines et de minéraux, éléments essentiels pour la santé et présents en petites quantités dans pratiquement tous les aliments, et de fibres, qui se retrouvent en particulier dans les aliments d'origine végétale et dont l'objectif principal est le bon fonctionnement de l'intestin.

À partir de ce tableau, il est plus facile de comprendre que chaque produit consommé possède des aspects positifs et négatifs.

Ainsi, il ne suffit pas de manger des glucides au déjeuner ou des protéines au dîner, comme le suggèrent parfois certains, mais il convient également de faire attention au type de glucides et au type de protéines consommés.

La quantité de chaque nutriment varie en fonction de l'aliment. S'il s'agit d'un aliment d'origine animale, les protéines abondent, certes, mais les acides gras saturés également. S'il s'agit d'un aliment d'origine végétale, en revanche, les glucides et l'eau sont présents en grande quantité et les matières grasses qu'il contient sont principalement insaturées (autrement dit, les «bonnes» matières grasses).

Le corps humain, à l'image d'une voiture

Les glucides sont notre carburant.

Cette comparaison n'est sans doute pas étrangère à ceux qui ont déjà feuilleté un livre sur la santé et l'alimentation.

C'est tout à fait vrai: ainsi, vous avez d'ores et déjà compris que les glucides représentent des éléments essentiels, car ils fournissent l'énergie nécessaire pour affronter la journée.

Pour simplifier davantage encore, imaginons le temps d'un instant que le corps humain soit vraiment une voiture. Les glucides en constituent, comme évoqué précédemment, le carburant. Les protéines (qui représentent les pierres angulaires de la composition du corps humain) sont les intérieurs de luxe et la carrosserie flamboyante, tandis que les matières grasses représentent les ceintures de sécurité et les pneus, conçus pour assurer la sécurité.

Tous ces éléments sont indispensables au bon fonctionnement et à la vitalité d'une voiture.

Aucun n'est plus important que l'autre, mais chacun

est présent dans sa juste mesure.

Une voiture peut être neuve et magnifique, posséder tous les systèmes de sécurité possibles, mais sans carburant, elle ne bougera pas d'un pouce. Si la quantité de carburant ne suffit pas, il faudra s'arrêter souvent pour refaire le plein. S'il y en a trop, elle sera plus lourde. Si l'on met du carburant qui n'est pas compatible, elle sera obligée de passer par la case garage.

Voilà pourquoi les glucides sont à la base d'une alimentation saine. Ils devraient dès lors constituer 50 à 60 % de ce que vous mangez habituellement. Ainsi, vous ne vous retrouverez jamais à pied en cours de route.

Si vous ne prenez pas soin de votre voiture, elle s'abîmera très vite, elle se couvrira de traces et deviendra toute cabossée. Petit à petit, elle rouillera et il sera ensuite impossible de lui redonner sa splendeur d'autrefois.

Peu d'efforts permettent vraiment d'éviter d'en arriver là. Il suffit de l'entretenir un peu chaque jour pour qu'elle conserve tout son brillant et sa beauté. Ainsi, même au fil des ans, son charme restera intact.

Cette petite métaphore vise à démontrer que les protéines sont certes essentielles, mais dans des proportions bien moindres que ce que vous pourriez vous imaginer. Chaque jour, elles doivent en effet constituer 15 % de ce que vous mangez.

Les matières grasses, en revanche, représentent les systèmes de sécurité. Une conduite sans ceinture de sécurité avec des pneus en mauvais état constitue un grand risque pour la santé.

Les bonnes matières grasses contribuent à protéger le corps, tandis que les mauvaises agissent contre les bonnes, en augmentant la vulnérabilité.

Elles doivent constituer 30% de votre alimentation.

Après cette petite leçon de mécanique physique, je vous invite à découvrir ces trois nutriments essentiels ainsi que leurs aspects positifs et négatifs.

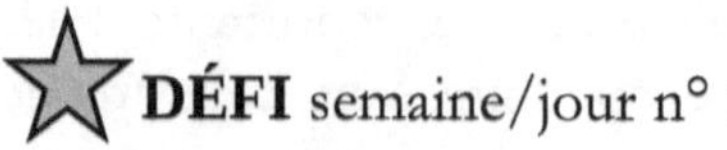 **DÉFI** semaine/jour n° 1

À la fin de chaque chapitre, cette rubrique vous proposera un défi à réaliser pour s'alimenter correctement.

Vous pouvez les concevoir comme des défis hebdomadaires et tenter de les suivre le plus possible pendant la semaine, ou bien comme des défis quotidiens où vous tenterez d'intégrer, chaque jour, l'un des plats conseillés dans ce guide.

Pour cette première semaine, le défi consiste à lire ce manuel pour vous faire une idée, puis, à partir de la semaine prochaine, tentez de relever les défis hebdomadaires proposés à la fin de chaque chapitre.

Chapitre 2
Les glucides (que sont-ils et à quoi servent-ils?)

Les glucides complexes
Le gluten
Les fruits et le miel
Les glucides simples
Défi n° 2

«Nous ne savons ni d'où proviennent les aliments que nous mangeons ni où ils finissent. Nous sommes des intermédiaires temporaires, des consommateurs distraits, le plus souvent sans aucune conscience et dont l'objectif ultime est la satisfaction immédiate»
Paola Maugeri
[*La mia vita a impatto zero* (*Ma vie à impact zéro*, inédit en français)].

Les glucides

Comme expliqué précédemment, qu'il s'agisse d'un régime méditerranéen, oriental ou végétarien, les glucides constituent la base d'une alimentation saine, car ils représentent la principale source d'énergie. Ils doivent constituer 50 à 60 % de votre alimentation.

Pendant la phase de digestion, tous les glucides sont décomposés et transformés en glucose, c'est-à-dire en sucre simple.

Ils sont ensuite acheminés dans le sang grâce à des hormones comme l'insuline pour fournir l'énergie nécessaire.

Le niveau de sucres dans le sang (appelé glycémie) doit rester constant pour éviter des désagréments et des problèmes de santé ultérieurs, comme le diabète.

Les glucides peuvent être complexes (amidons) ou simples (sucres).

Les glucides complexes libèrent le sucre dans le sang lentement et progressivement, fournissant ainsi une énergie constante, tandis que les glucides **simples** ont un processus de libération rapide. **Ils font augmenter puis retomber l'énergie brusquement,** créant ainsi un effet de montagnes russes dangereux pour la santé.

Les glucides complexes

Un régime alimentaire sain doit se baser essentiellement sur les glucides complexes.

Il s'agit des **céréales complètes**, qui sont encore meilleures sous forme de grains. Ainsi, elles conservent l'intégralité de leurs propriétés nutritives qui se perdent pendant le processus de raffinage.

Le blé, ou le froment, généralement consommé sous forme de farine pour les pâtes, le pain ou les viennoiseries, constitue la céréale principale de notre alimentation. Elle est excellente consommée complète, car les processus auxquels elle est soumise pour fabriquer de la farine blanche l'appauvrissent du point de vue nutritif.

En outre, le blé possède de nombreux minéraux et est antianémique.

Revers de la médaille, puisque c'est la céréale la plus vendue, c'est également celle qui subit le plus grand nombre de manipulations. Il est conseillé, par conséquent, de consommer du blé complet et biologique, tout en le variant.

Il existe de nombreuses sortes de céréales et il est important de les varier au jour le jour, car elles contiennent toutes des qualités nutritives différentes qui se complètent et qui fournissent au corps toutes les substances dont il a besoin. Qui plus est, si vous mangez chaque jour les mêmes aliments, vous aurez tendance à vous y accoutumer, ce qui a des conséquences importantes. Ainsi, vous en tirerez un avantage nutritif moindre, car votre corps s'y est habitué. Vous risquez également de développer, à l'avenir, une intolérance (comme les aliments riches en gluten).

Toutes les céréales possèdent d'excellentes valeurs nutritionnelles, sont riches en vitamines et en minéraux et disposent d'une bonne quantité de protéines.

Le **riz**, très connu lui aussi et meilleur lorsqu'il est complet, est une céréale très digestible qui fait perdre du poids, tout comme le **quinoa**, céréale riche en calcium dont la teneur en protéines est excellente, et le **millet** qui est dépuratif et riche en sels minéraux.

Quant à l'**épeautre**, il est apprécié des sportifs, car il contient peu de calories mais permet d'augmenter la masse musculaire et de revitaliser les muscles, tout comme l'**avoine** qui est un excellent reconstituant. Viennent ensuite l'**orge**, qui est rafraîchissante et bénéfique pour le système nerveux, et le **seigle** qui stimule le métabolisme et donne de l'énergie.

L'**amarante** est excellente pour le cœur et le foie tandis que le **sarrasin** (qui est considéré comme une céréale en raison de ses propriétés même s'il n'en est pas vraiment une) réchauffe et reminéralise.

Enfin, le **blé de Khorasan,** ancêtre du blé, et le

maïs, autre céréale très connue aux propriétés apaisantes, viennent compléter la liste. Le maïs est notamment utilisé comme farine pour la polenta ou pour les gâteaux. Il sert également à réaliser des **pâtes sans gluten**, car, tout comme le riz, le millet, l'amarante, le quinoa et le sarrasin, il n'en contient pas.

De récentes découvertes ont mis en évidence l'appartenance de l'avoine aux céréales sans gluten. En effet, jusqu'à récemment encore, on considérait que l'avoine contenait du gluten, et ce, probablement à cause de la présence de froment, de seigle et d'épeautre dans les champs, céréales qui la contaminaient.

Des grains décortiqués ou perlés ?

Les grains perlés sont en quelque sorte raffinés et ont perdu, par conséquent, leur tégument externe. Les grains décortiqués, en revanche, ne sont pas transformés après la récolte : ils sont donc à privilégier.

Cependant, si vous consommez des aliments issus d'une agriculture qui utilise des engrais chimiques (à éviter quoi qu'il en soit !), mieux vaut choisir les grains perlés, car la majeure partie des résidus chimiques se cantonne aux enveloppes extérieures.

Enfin, contrairement à d'autres types de céréales, les grains perlés ont un avantage : ils ne doivent pas être trempés au préalable.

Le gluten

Ce graphique montre la quantité moyenne de gluten contenue dans les différentes céréales, le froment étant celle qui en contient le plus.

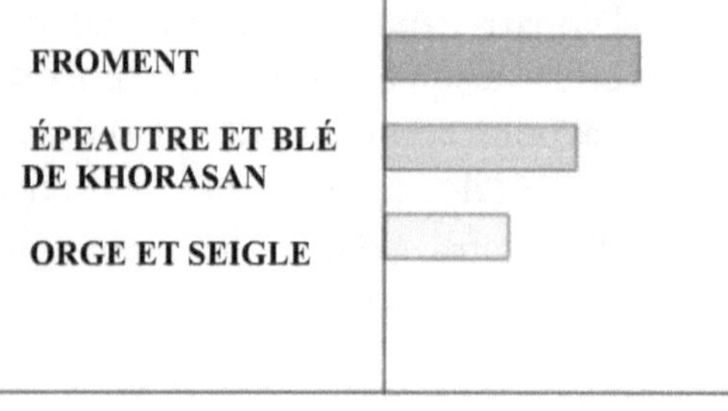

Le gluten est la protéine du blé. « Gluten » signifie « colle » et désigne en effet cette partie collante du blé qui, avec un peu d'eau, maintient la farine d'un seul tenant pendant le travail du pain et de la pâte à tarte.

Il est possible que sur l'emballage de certaines céréales sans gluten figure la mention « peut contenir des traces de gluten », car elles sont travaillées de manière industrielle dans une usine où différentes céréales sont produites. Elles risquent, en effet, d'entrer en contact avec d'autres grains ou avec des farines de céréales contenant du gluten, comme c'est le cas dans les chaînes de production consacrées au travail de différentes céréales.

Pour toute personne intolérante au gluten, même un léger contact entraîne différents maux, comme des crampes ou des douleurs intestinales.

Pour les personnes sensibles au gluten, la consommation de cette protéine en très petite quantité est sans danger, même si consommée plus souvent elle risque de provoquer des sensations de fatigue et de ballonnement.

Même si vous ne souffrez d'aucune intolérance, mieux vaut réduire votre consommation, car à force d'en manger tous les jours pendant des années, vous risquez d'y devenir sensible.

Pour éviter le gluten, il faut bien entendu faire attention non seulement aux céréales qui en contiennent dans les biscuits, les gressins et les biscottes, mais aussi à toutes les préparations à base de panure comme les escalopes de viande, le poisson pané ou les aliments frits ainsi que de nombreux aliments végétariens à base, très souvent, de soja et de blé.

La bière est également concernée, car elle contient du malt, c'est-à-dire de l'orge, et il en va de même pour certaines liqueurs. Il faut également faire attention aux pâtisseries, aux biscuits, à certains types de glace et de yaourt. Il faudra donc rechercher des produits alternatifs sans gluten, ou préparer d'autres recettes tout aussi délicieuses.

Certes, ce changement peut s'avérer compliqué au début, mais les produits sans gluten sont de plus en plus nombreux et bien mis en évidence sur l'emballage. Par conséquent, il suffit de prendre son temps au supermarché les premières fois et ensuite, une fois l'habitude prise, tout deviendra plus simple.

Si vous ne présentez aucune intolérance au gluten et que vous souhaitez vous en passer, je vous conseille d'en consommer moins sans pour autant le supprimer complètement.

Les fruits et le miel

Les **fruits** peuvent également être considérés comme des glucides en raison du fructose, le sucre naturel qu'ils contiennent. Toutefois, le fructose ne provoque pas de pics de glycémie, car, comme tous les éléments naturels, il est équilibré. Ce n'est pas non plus une raison pour en abuser. Puisqu'il faut bien choisir, j'ai décidé de le classer parmi les glucides complexes.

Le **miel**, en revanche, s'apparente davantage aux glucides simples, à libération rapide. Il possède d'excellentes propriétés, mais une teneur élevée en fructose. Par conséquent, il ne faut pas exagérer. Néanmoins, son utilisation comme édulcorant à la place du sucre est sans aucun doute meilleure.

Les glucides simples

Les glucides simples, ou sucres, libèrent immédiatement le sucre dans le sang, ce qui fait augmenter (puis chuter) d'un coup la glycémie.

Ces nombreux pics sont dangereux et entraînent des baisses d'énergie, synonymes de faiblesse et de faim, donnant envie de sucre et de café. À la longue, les risques principaux qu'ils entraînent sont le surpoids et, pour les personnes ayant une prédisposition, le diabète.

Le **sucre** est le glucide simple par antonomase. Il ne nécessite aucun effort digestif puisqu'il est digéré d'un seul coup en créant le déséquilibre dont je parlais précédemment.

Les **pâtes** et le **pain,** que vous avez l'habitude de consommer et qui sont à base de **farine blanche,** font également partie de cette catégorie.

Vous pouvez ajouter à cette liste les **biscuits,** les **pâtisseries** et les **boissons sucrées,** qu'il ne faut consommer qu'occasionnellement.

De plus, étant donné toutes les qualités perdues au cours du raffinage, les pâtes rassasient moins et on a tendance à en manger beaucoup plus lorsqu'elles ne sont pas complètes. En agissant de la sorte, on a tendance à grossir.

C'est en effet pour cette raison que les régimes

alimentaires qui conseillent d'éviter les glucides et de se goinfrer de protéines connaissent un franc succès. Or, c'est une grossière erreur. Comme vous le verrez dans le chapitre consacré aux protéines, un excès de glucides simples risque, certes, de vous faire grossir, mais un excès de protéines entraîne, à la longue, des problèmes de foie et de reins.

Comme pour tout, il faut trouver le juste milieu.

Faites attention également à la **caféine** et au **tabac**, car ils provoquent, eux aussi, un pic de glycémie.

Conclusion, les aliments soumis à un processus de raffinage perdent leur pouvoir nutritif.

 **DÉFI** semaine/jour n°2

Comme vous le savez maintenant, la majeure partie des aliments que vous consommez subit de longs processus de raffinage. Ces processus leur donnent plus de goût, mais réduisent leurs valeurs nutritionnelles. Ainsi, vous risquez de ne pas trouver votre poids de forme et, pire encore, d'avoir des problèmes de santé.

Ce premier défi consiste à remplacer, de temps en temps, les aliments que vous avez l'habitude de manger par des aliments complets, comme les pâtes ou le pain.

Il est possible que ces produits ne vous plaisent pas dans un premier temps, car vous êtes habitués à un autre goût plus délicat. Mais ce n'est qu'une question d'habitude.

Essayez donc les pâtes et le pain complets, ou leurs variantes, comme les pâtes au blé de Khorasan, à l'épeautre, ou à toute autre céréale. Vous pouvez également remplacer, de temps à autre, le riz d'une salade par des grains d'épeautre, de millet, d'avoine ou d'amarante et essayer de nouvelles variétés et des goûts différents qui feront du bien à votre organisme.

Chapitre 3
Les protéines (que sont-elles et à quoi servent-elles?)

La structure des protéines
Les protéines végétales
Les protéines animales
L'élevage aujourd'hui
La viande
Le lait
Les œufs
Le poisson
Devenir végétarien?
Défi n°3

«Fitch attribue l'aversion extrême éprouvée par certains adultes et de nombreux enfants à l'égard de la viande, quelle qu'elle soit, à une tendance atavique, c'est-à-dire à la survie de l'instinct primitif de nos ancêtres préhistoriques qui ne mangeaient pas de viande»
John Harvey Kellogg

Les protéines

Les protéines sont des éléments qui structurent les organismes vivants. Elles constituent la matière des cellules. Ainsi, les muscles et certains organes sont composés de protéines.

Chaque jour, les protéines ingérées servent à régénérer les cellules et à produire des hormones et des anticorps. À la différence des croyances habituelles, les besoins nutritionnels de l'homme sont limités en ce qui concerne les protéines. En réalité, elles ne devraient représenter que 10 à 15% de notre alimentation quotidienne, du fait qu'elles ont un impact sur la santé et sur l'espérance de vie.

En effet, contrairement aux glucides qui consommés en excès se transforment en matières grasses, les protéines ne sont pas stockées: ainsi, tout excédent est éliminé et donne du fil à retordre au foie et aux reins. À la longue, ce travail est susceptible de les fatiguer et de les endommager, entraînant des maladies et toutes sortes de problèmes.

Dès lors, une consommation excessive de protéines est délétère, en particulier si elles sont d'origine animale, car elles sont plus acides et plus difficiles à digérer.

En effet, l'acidification entraîne de la fatigue, des inflammations et une augmentation des radicaux libres, qui sont des substances présentes dans les aliments et qui provoquent différentes maladies, un vieillissement prématuré et une chute des cheveux (ce sujet sera abordé dans le dernier chapitre).

Par ailleurs, des études scientifiques ont démontré que nos besoins en protéines étaient très limités: ainsi, il est plus que suffisant d'ingérer 0,75 gramme de protéines par jour par kilogramme de poids corporel. Par conséquent, si vous pesez 75 kilos, vos besoins journaliers s'élèvent à environ 56 grammes de protéines.

En conclusion, le problème ne réside pas dans la carence en protéines mais, au contraire, dans une consommation excessive.

La structure des protéines

Les protéines sont des molécules composées de vingt
chaînes d'acides aminés. Parmi ces chaînes, onze d'entre elles ne sont pas essentielles, car le corps les produit tout seul, tandis que les neuf autres le sont: on ne peut les obtenir que grâce à la nourriture (en réalité, deux d'entre elles ne sont qu'à moitié essentielles, car elles ne sont importantes qu'au cours de la croissance).

Les protéines peuvent être d'origine animale ou végétale.

Les protéines animales, d'une part, contiennent tous

les acides aminés essentiels tandis que les protéines végétales, d'autre part, peuvent manquer l'un ou l'autre élément essentiel, voire plusieurs, et ce même si elles contiennent les vingt chaînes.

C'est pour cette raison, en effet, que l'on considère depuis toujours que la viande apporte toutes les protéines nécessaires au cours d'un repas.

Néanmoins, les acides aminés essentiels présents dans les céréales et dans les fruits secs complètent ceux qui se trouvent dans les légumineuses. L'apport total en protéines se calcule donc sur tout ce que vous mangez pendant la journée et non pas sur un seul repas. Par conséquent, ce problème ne se pose pas pour les végétariens qui suivent un régime alimentaire équilibré (de plus, l'épeautre et le quinoa contiennent l'ensemble des acides aminés essentiels et un plat de pâtes et de haricots, par exemple, vous apportera tous les acides aminés nécessaires).

En outre, des études plus récentes indiquent que la gluténine (protéine contenue dans les graines des céréales) renferme tous les acides aminés essentiels comme c'est le cas pour les protéines animales. Ainsi, il va de soi que le mythe des protéines complètes et incomplètes s'effondre.

Les protéines végétales

Comme évoqué précédemment, les protéines d'origine végétale contenues dans les **légumineuses (haricots, petits pois, pois chiches, lentilles, soja, fèves)** peuvent être considérées comme «incomplètes» vu qu'elles manquent d'un ou de plusieurs acides aminés essentiels. Mais la nature est bien faite puisqu'elles se complètent avec les protéines des fruits secs et des céréales, ce qui vous garantit la bonne dose de protéines nécessaire chaque jour.

Par ailleurs, la partie la plus difficile à digérer dans les légumineuses est la peau.

Les légumes secs doivent donc être trempés (en moyenne entre 8 et 10 heures) avant une cuisson longue pour les ramollir et faciliter leur digestion.

L'ajout d'une carotte, de céleri, d'un oignon et d'algue kombu à la cuisson rend également le tout plus digestible.

Les épices peuvent aussi vous prêter main-forte: le gingembre, par exemple, facilite la digestion tandis que l'origan et le basilic luttent contre les ballonnements.

Qui plus est, les **fruits secs** et les **graines** sont également de bonnes sources de protéines.

Par conséquent, ce sont des éléments essentiels à inclure dans votre régime alimentaire si vous vous orientez effectivement vers un régime végétarien.

Les lentilles sont, de loin, les légumineuses qui contiennent le moins de matières grasses. Les petits pois, quant à eux, apportent de l'énergie et sont excellents pour les sportifs. Les haricots sont riches en fibres, les pois chiches en minéraux et, enfin, les fèves sont antioxydantes.

Le soja, en revanche, est la légumineuse qui a la plus grande teneur en protéines. Dans la cuisine végétarienne, les possibilités du soja sont illimitées: vous pouvez en faire du lait, du yaourt, des boulettes, des steaks... L'abus de soja serait cependant une erreur: n'oubliez pas qu'il faut toujours varier. Imaginons que vous buviez du lait de soja avant de manger un yaourt au soja puis, plus tard, un steak de soja et, pour finir, un dessert au soja. C'est en réalité toujours le même aliment que vous avez consommé, mais sous des formes différentes.

Les fruits secs, comme les noix, les noisettes et les amandes, ont une bonne teneur en vitamine E et en minéraux, tandis que les cacahuètes sont les plus caloriques.

Les protéines animales

Les protéines d'origine animale sont considérées comme nobles, car elles contiennent l'ensemble des acides aminés essentiels. La viande est, de ce fait, un aliment protéique complet alors que ces propriétés se répartissent dans différents végétaux.

Ainsi, une consommation en petite quantité, alternée avec des protéines d'origine végétale, apporte à votre organisme différentes substances nutritives qui lui sont bénéfiques, même s'il faut dire que la viande et le poisson sont des tissus musculaires, qui, aussi maigres qu'ils puissent être, contiennent quoi qu'il en soit des matières grasses.

Si le poisson contient les fameuses «bonnes» graisses, pour la viande et pour les produits laitiers on parle, au contraire, de graisses saturées, qu'il faut consommer avec beaucoup de modération; c'est pour cette raison qu'il faut en limiter l'utilisation.

Au vu de ce qu'ils contiennent, les aliments d'origine animale vous donnent certes de l'énergie mais sont également source d'agressivité et de violence, contrairement aux aliments d'origine végétale, plus propices à la détente et au calme...

L'élevage aujourd'hui

«Si les abattoirs avaient des murs de verre, on serait tous végétariens»
Linda Louise McCartney

Essayez maintenant d'imaginer le monde il y a une centaine d'années.

Dans les petits élevages ruraux, il y avait un beau poulailler qui n'hébergeait pas plus d'une dizaine de poules qui se promenaient et grignotaient l'herbe en toute tranquillité avec leurs poussins à leurs côtés. Non loin de là se trouvait l'enclos où des troupeaux de vaches pouvaient paître en toute liberté. Plus en hauteur, vers la colline, le troupeau de moutons répondait aux ordres du chien de berger.

Enfin, dans les enclos derrière la maison, un porcelet gambadait, insouciant et heureux, et deux lapins se courraient l'un derrière l'autre.

Maintenant, ouvrez les yeux et regardez les élevages de notre époque, où le temps, c'est de l'argent et où l'argent compte plus que la vie des gens, sans parler des animaux.

Regardez les élevages de poules, où elles se retrouvent toutes enfermées dans des cages aussi grandes qu'elles, voire plus petites qu'elles, éclairées continuellement par de la lumière artificielle. Puisqu'il leur est impossible de bouger, elles ont tendance à tomber malades et à devenir agressives et, parfois, précisément pour cette raison, les propriétaires leur coupent le bec.

Allons voir un peu plus loin, là où les poussins sont contrôlés. Les femelles sont prises et jetées dans un panier, comme vous le feriez avec votre linge sale, car elles servent à pondre les œufs. Les mâles, en revanche, sont jetés dans des machines qui les broient comme la déchiqueteuse à papier que vous utilisez au bureau, car ils ne représentent aucune source de profit.

Dans l'étable, il y a des vaches qui passent leur vie immobiles, enchaînées les unes à côté des autres, toujours enceintes, car la production de lait est nécessaire à notre consommation. À peine nés, les veaux sont immédiatement arrachés à leur mère et nourris d'hormones pour les faire grossir le plus vite possible. Ils sont ensuite tués peu de mois après leur naissance pour être servis dans nos assiettes.

Quant aux cochons, eux aussi dans un état d'immobilité permanent, ils ne gambadent pas et sont forcés à toujours manger plus, alors qu'ils devraient manger moins.

En pisciculture, les poissons sont asphyxiés et on les laisse mourir. Dans les restaurants, les crustacés sont jetés dans l'eau bouillante et cuits vivants tandis que le client les attend à table, le sourire aux lèvres, ignorant tout de ce qui se passe en cuisine.

Il ne faut pas non plus oublier qu'ils sont nourris de céréales pleines de pesticides plutôt que d'une nourriture appropriée à leurs besoins et qu'on leur donne des antibiotiques pour les empêcher de tomber malades et des stéroïdes pour les faire grossir encore davantage. Et pourtant, ces substances se conservent partiellement dans les tissus musculaires. Bref, un tableau peu réjouissant.

Autres pratiques courantes, on injecte aux poissons pas frais du sang de bœuf pour rendre leurs branchies plus rouges et leurs yeux plus vifs. De la viande congelée, qui est ensuite décongelée, est vendue comme si elle était fraîche. Le consommateur court alors un risque s'il congèle à nouveau la viande une fois rentré chez lui.

Par ailleurs, les conservateurs présents dans la charcuterie posent un autre problème, car ils peuvent être cancérigènes, sans parler du fromage pour lequel des découvertes récentes ont indiqué qu'il était fabriqué à partir de lait contaminé mélangé à du lait normal.

Tous ces phénomènes amènent clairement le consommateur à faire plus attention à ce qu'il mange, sans plus faire semblant de ne rien voir.

En plus de la maltraitance animale, le risque pour la santé est sérieux. Ainsi, il n'est plus possible de fermer les yeux sur ce point, car, un jour, tôt ou tard, on sera obligé de les ouvrir.

Depuis quelques années, certaines règles ont

commencé à changer. On a vu naître des élevages bio, où les animaux sont élevés au sol, en plein air et où les antibiotiques et les stéroïdes, dangereux non seulement pour la santé des animaux mais aussi pour la nôtre, sont proscrits.

Certes, on pourrait en faire plus, mais c'est déjà une avancée significative pour leur assurer une vie plus digne, et garantir aux êtres humains des aliments moins contaminés.

Dans la nature, il y a des animaux qui se nourrissent de végétaux et des animaux qui se nourrissent d'autres espèces pour survivre. Aussi, manger des animaux pour vivre ne pose pas de problème particulier. En revanche, l'homme a tort de se considérer au sommet de la chaîne alimentaire et de faire ce qu'il veut des autres animaux, sans les traiter avec le respect qu'ils méritent.

En agissant de la sorte, ce n'est pas seulement à eux que l'on manque de respect, mais également à soi et à sa santé.

Aussi, plus les années passent, plus l'argent devient le nerf de la guerre. L'argent a en effet plus d'importance encore que la santé de chaque individu et des animaux: voilà le principal problème.

Il faut toujours garder le contrôle non seulement sur les élevages d'animaux mais également sur les cultures de céréales et de végétaux et, surtout, toujours garder les yeux ouverts.

Quel(s) aliment(s) de substitution?

Cette question est posée à la fin de chaque aliment et la réponse contient certains aliments végétaux en mesure de remplacer les aliments d'origine animale en raison de leurs propriétés.

Il est bon de rappeler, tout d'abord, que les principaux substituts des protéines animales sont les légumineuses.

Selon certains nutritionnistes, il n'est pas nécessaire de chercher d'autres aliments pour remplacer ceux d'origine animale. Étant donné qu'ils ne sont pas adaptés à l'être humain, il ne faut pas les remplacer mais simplement les supprimer.

La viande

Certes, la viande est une bonne source de protéines, mais elle n'est pas aussi bonne que ce que l'on nous fait croire.

En effet, elle ne contient en moyenne que 20% de protéines, auxquelles s'ajoutent cependant des graisses saturées qui, à cause de l'élevage d'aujourd'hui, représentent jusqu'à 40% voire 50% dans la viande de porc.

Après la guerre, on a commencé à penser que la viande représentait l'unique source de protéines valable. La consommation de viande était alors synonyme de bien-être, car les pauvres ne pouvaient pas se permettre d'en acheter et ils mangeaient essentiellement les aliments qu'ils cultivaient dans leurs champs.

Ainsi, encore aujourd'hui persiste l'idée selon laquelle la viande est l'aliment principal sur lequel il faut baser son régime alimentaire, mais les études réalisées au cours des dernières décennies la contredisent.

Jusqu'à la fin des années 80, il était conseillé, surtout aux sportifs, de manger beaucoup de protéines. Au début des années 90, en revanche, les opinions ont commencé à évoluer grâce à de nouvelles découvertes et études scientifiques.

En effet, les personnes qui consommaient trop de viande souffraient d'effets secondaires négatifs causés par les graisses saturées, comme des maladies cardiovasculaires ou bien du cholestérol. De plus, le processus de conservation auquel était soumise la viande s'est avéré cancérigène.

Au cours du siècle dernier, l'augmentation de la consommation de viande est allée de pair avec l'augmentation des problèmes de santé au niveau de l'estomac et du foie. On considère, dans une moindre mesure, que les produits laitiers ont également leur part de responsabilité.

Par conséquent, il est possible de vivre sans viande, voire de vivre mieux. Le problème ne réside pas dans la viande même, mais dans l'utilisation excessive qui en est faite à l'heure actuelle, car elle est présente pratiquement à chaque repas. Ce problème vient s'ajouter aux élevages modernes, qui en altèrent vraiment les qualités.

Ainsi, une consommation de viande blanche une à deux fois par semaine suffirait. Il est conseillé, en revanche, de limiter le plus possible la viande rouge.

Quel(s) aliment(s) de substitution?

Le **seitan** représente le principal substitut de la viande. C'est un aliment très ancien en provenance du Japon qui a une teneur élevée en protéines, car il est constitué à base de gluten de froment qui, comme évoqué précédemment, est la protéine du blé.

Par conséquent, le seitan ne vous conviendra pas si vous présentez une intolérance au gluten et il est préférable, de toute manière, de ne pas en consommer trop souvent.

Par ailleurs, dans le commerce, vous trouverez des escalopes, des steaks, des saucisses et d'autres produits à base de soja qui ont un goût excellent qui remplacent très bien l'envie de viande.

Le lait

À la naissance, l'homme, comme tous les mammifères, a un très grand besoin en protéines qui est couvert par le lait maternel.

Après quelques mois, ce besoin cesse et les premières dents commencent à apparaître: désormais, le nouveau-né peut se nourrir d'aliments solides.

Cependant, de nombreux êtres humains pensent avoir besoin de lait toute leur vie. Étant donné qu'ils ne peuvent plus boire de lait maternel, ils s'orientent alors vers le lait de vache, car sa teneur est élevée en protéines, en graisses et en calcium, des nutriments très utiles à l'homme.

C'est pour cette raison qu'il est considéré comme un excellent aliment, complet et riche en substances nutritives, et qu'il est conseillé à tous.

Il faut néanmoins préciser que le lait maternel est beaucoup plus sucré et contient moins de protéines que celui de la vache, justement parce que les êtres humains ont des besoins différents de ceux d'un veau qui grandit énormément en l'espace de quelques semaines seulement et dont les besoins sont, par conséquent, différents de ceux d'un enfant.

Par ailleurs, les enfants possèdent certaines enzymes qui permettent de digérer le lait et qui disparaissent ensuite quand ils grandissent. C'est donc pour cette raison que de nombreux adultes ont des difficultés à le digérer.

Deux personnes sur trois présentent en effet une intolérance au lait sans le savoir, car cette intolérance provoque de la fatigue, des maux de tête, une mauvaise digestion, des problèmes intestinaux, symptômes que nous considérons comme normaux à l'heure actuelle.

Dans le commerce, les marques de lait proposant des versions très digestibles ou sans lactose font de plus en plus leur apparition. C'est la preuve évidente que le lait n'est peut-être plus adapté pour certains après quelques années.

Qui plus est, divers procédés ont modifié le lait sans lactose, devenu un produit artificiel et dont on dit qu'il est encore pire.

Le lait contient certes du calcium, mais c'est aussi un aliment acide. Quand le corps ingère un aliment acide, il doit alors l'alcaliniser, ce qu'il fait en utilisant le calcium des os.

Certains experts affirment que le lait ne couvre les besoins nutritionnels que de la progéniture appartenant à sa propre mère. C'est pour cette raison que le lait de vache est excellent pour le veau. Les êtres humains peuvent donc s'en passer sans aucun problème.

Ensuite, il y a tous ses dérivés comme le yaourt, qui est un aliment plus digestible et enrichi en ferments lactiques vivants, excellents en raison de leur action assainissante sur la flore bactérienne (mais pas aussi miraculeuse que ce que l'on veut vous faire croire.

Certains ferments, en effet, sont inactifs et, par conséquent, inutiles). Le fromage, riche en acides gras saturés, représente, lui aussi, un autre dérivé du lait. Néanmoins, la faisselle constitue une exception dans la mesure où elle ne provient pas du lait mais du petit-lait et contient, par conséquent, moins de graisses.

En conclusion, même si le lait, les yaourts et les fromages possèdent certaines propriétés bénéfiques, d'autres propriétés le sont moins et laissent supposer qu'il est préférable d'en réduire sa consommation.

Quel(s) aliment(s) de substitution?

Aujourd'hui, les laits de soja, d'avoine, d'amande et ainsi de suite sont de plus en plus présents dans les rayons. Tous sont d'excellents aliments de substitution à utiliser pour le petit-déjeuner ou dans les pâtisseries.

À la place du yaourt traditionnel, vous pouvez utiliser celui au soja avec lequel vous pouvez également préparer certains fromages vegan si vous avez envie d'essayer.

En outre, il est également possible d'utiliser le tofu, aussi appelé fromage de soja, dans de nombreux plats aussi bien salés que sucrés (il peut ne pas vous plaire nature, mais son goût est meilleur lorsqu'il est agrémenté d'épices ou de marinades).

La levure alimentaire est, quant à elle, un exhausteur de goût que vous pouvez utiliser afin de donner plus de saveur aux pâtes ou aux soupes à la place du fromage.

Pour finir, puisque l'on parle de calcium, les graines, les fruits secs et certains légumes en fournissent plus que le lait.

Les œufs

L'œuf est considéré comme l'un des aliments les plus complets. En effet, sa teneur en vitamines et en sels minéraux est excellente. Qui plus est, ses protéines ont une valeur biologique élevée supérieure à celle de la viande et du fromage. Par conséquent, elles sont mieux assimilées par le corps.

Néanmoins, les œufs sont déconseillés en cas de maladies ou de problèmes de foie et d'intestin et parce qu'ils contiennent du cholestérol (bénéfique, pour ceux chez qui il ne pose pas de gros problème).

Dans les grandes surfaces, les œufs proviennent souvent d'élevages intensifs dans lesquels des milliers de poules vivent les unes à côté des autres et, comme je l'ai déjà évoqué précédemment, sont nourries à base d'antibiotiques et de graines qui ne sont pas adaptés à leur alimentation.

De plus, leur fonction est de produire le plus d'œufs possible et, quand elles n'en sont plus capables, elles finissent à l'abattoir.

Résultat? Des œufs en grande quantité mais de piètre qualité.

Si vous souhaitez consommer des œufs sains, il est peut-être temps de vous orienter vers l'achat d'œufs issus de l'agriculture biologique ou de petits éleveurs locaux.

Quel(s) aliment(s) de substitution?

Dans les omelettes, il est possible de remplacer les œufs par des pois chiches, qui contiennent autant de protéines mais moins de graisses.

Vous pouvez en outre préparer des recettes en utilisant le sel kala-namak, le sel noir de l'Himalaya (à ne pas confondre avec le sel rose, plus facile à trouver). Ce sel, au goût de soufre, rappelle la saveur des œufs. Vous pouvez ainsi l'utiliser dans de nombreuses recettes vegan.

Le poisson

À la différence de la viande, le poisson est mieux assimilé par l'homme en raison de sa teneur réduite en acides gras saturés. En outre, il contient des acides gras polyinsaturés et d'autres excellents nutriments.

La macrobiotique, qui signifie vivre en grand, est une école de pensée née en Orient. Elle est principalement vegan mais autorise à ceux qui le veulent de consommer occasionnellement du poisson, car il est considéré comme l'unique élément d'origine animale pouvant être bénéfique à notre organisme.

Il est toujours meilleur de consommer du poisson pêché que du poisson d'élevage, qui n'est pas nourri naturellement et auquel on ajoute des colorants pour lui donner une couleur plus «attrayante».

La pollution de l'eau par l'homme représente, cependant, un problème. Il vaudrait mieux, par conséquent, réduire sa consommation de poisson. Les déchets que l'homme déverse, non seulement dans les mers mais aussi dans les lacs et les fleuves, sont toujours plus nombreux. Les poissons absorbent bien entendu toutes ces substances nocives.

C'est toujours la faute de l'homme, n'est-ce pas?

Quel(s) aliment(s) de substitution?

Il n'existe pas d'aliments de substitution à proprement parler comme pour la viande et les produits laitiers, car, à la différence de ces derniers, le poisson contient des graisses polyinsaturées qui sont bonnes pour la santé. Si vous souhaitez arrêter de manger du poisson, il faut consommer chaque jour des graines et des fruits secs qui, comme déjà évoqué, sont des aliments essentiels pour les végétariens, ainsi que de l'huile d'olive vierge extra ou bien de l'huile de graines.

Devenir végétarien?

Des études ont montré qu'une consommation excessive de protéines animales pouvait entraîner de sérieux problèmes au niveau du tube digestif, notamment des inflammations ou des tumeurs. Une alimentation saine et naturelle, en revanche,

permet de vivre mieux et plus longtemps, ainsi que d'avoir moins de problèmes de santé par la suite.

Il faut toutefois garder à l'esprit que c'est la consommation excessive de protéines animales qui est mise en cause. Ainsi, il n'est pas nécessaire de vous imposer un régime végétarien si vous ne le souhaitez pas ; limiter l'utilisation de ces protéines suffit, comme recommandé dans les pyramides alimentaires figurant plus loin dans ce chapitre.

Certes, devenir végétarien est un choix louable, aussi bien sur les plans éthique que sanitaire, mais baser son alimentation sur des frites, du pain, des pâtes, des produits raffinés, des bonbons, et des snacks en tous genres serait une grossière erreur, et les risques pour la santé seraient les mêmes que ceux dus à une consommation excessive de viande.

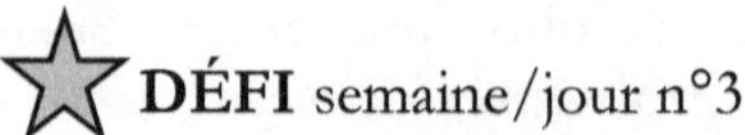 **DÉFI** semaine/jour n°3

Maintenant que vous savez qu'une consommation excessive de protéines animales peut être nocive, le défi pour cette troisième semaine est de les remplacer par des équivalents naturels.

Par exemple, substituer le lait ordinaire par du lait végétal, manger plus de légumes et moins de viande, essayer un steak de soja, du tofu et du seitan; bref, s'ouvrir à de nouveaux horizons.

En outre, si vous êtes habitué à consommer régulièrement de la viande, une ou deux semaines de repos en ne vous nourrissant que d'aliments d'origine végétale ne peut qu'avoir un effet détox.

Chapitre 4
Les graisses: que sont-elles et à quoi servent-elles ?

Les graisses saturées
Les graisses insaturées
Les graisses oméga 3 et oméga 6
Les graisses hydrogénées
Défi n°4

«Malheureusement, les exigences de la production de masse entraînent souvent la mise sur le marché de ce que l'on appelle la "junk food" (ou malbouffe). Les conséquences en sont clairement visibles, j'ai nommé l'obésité, les maladies et la mortalité précoce»
Umberto Veronesi
[La dieta del digiuno] («Le régime du jeûne», inédit en français)

Les graisses

Les graisses, de par leur nom, sont souvent diabolisées et tenues comme principales responsables des problèmes de poids. De ce fait, il est le premier élément à supprimer de son régime pour rester en forme.

En réalité, à l'instar des glucides et des protéines, il en existe deux types: les bonnes graisses, que vous devez absorber quotidiennement, et les mauvaises graisses, dont vous devez limiter la consommation.

Les graisses dont le corps a besoin réduisent les risques de maladie: elles enveloppent et protègent certains de nos organes et cellules, servent à produire des hormones, maintiennent la peau saine et contribuent à l'absorption des vitamines. De plus, elles constituent une réserve d'énergie et permettent au système nerveux de fonctionner correctement, du fait que 60% de notre cerveau est constitué de graisse.

Il existe plusieurs types de graisses: les graisses saturées, qui doivent être consommées avec modération; les graisses insaturées, qui sont bénéfiques et qui devraient être celles que vous consommez le plus; enfin, les graisses hydrogénées, qui sont à éviter le plus possible.

Les graisses saturées

Absorbées en petites quantités, les graisses saturées sont tout de même importantes afin d'assurer le bon fonctionnement de l'organisme. Mais du fait qu'elles sont présentes en très petites quantités dans beaucoup d'aliments, il est nécessaire d'essayer de limiter au maximum la consommation d'aliments riches en graisses saturées, car une quantité trop importante augmente le taux de cholestérol, ce qui favorise la prise de poids ainsi que l'apparition de tumeurs (comme vu précédemment avec les protéines animales).

Ce type de graisses est surtout présent dans les **produits laitiers** et la **viande**, à plus forte raison dans la **charcuterie** et la viande de porc, mais également dans les **huiles tropicales**, comme l'huile de palme ou l'huile de coco.

Les graisses insaturées

À l'instar des protéines, il existe aussi des graisses que l'on dit essentielles, du fait que notre corps n'en produit pas de lui-même mais qu'il trouve dans les aliments : c'est ce que l'on appelle les graisses insaturées, qui se divisent en graisses polyinsaturées et mono-insaturées, selon le nombre de liens existant entre les différents atomes qui les composent.

Ce type de graisses, fondamentales pour notre organisme, se trouve surtout dans l'**huile d'olive extra-vierge** (pour les mono-insaturées), mais également dans l'**huile de graines**, dans les **graines** elles-mêmes, dans les **fruits secs** et dans certaines espèces de **poissons** (pour les polyinsaturées).

Les graisses oméga 3 et oméga 6

Ces graisses, dont on entend souvent parler, sont particulièrement importantes, car elles sont capables de lutter contre des troubles comme la dépression, l'insomnie ou encore le trouble du déficit de l'attention. Elles servent également à maintenir le cœur en bonne santé et à éliminer les toxines dans le sang.

Elles sont contenues dans le **poisson bleu**, le **thon** et le **saumon**, mais également dans les **graines** de lin, de tournesol, de sésame et de citrouille ainsi que dans les différentes **huiles** produites à partir de ces graines.

Les graisses hydrogénées

Les graisses hydrogénées sont des graisses qui n'existent pas à l'état naturel. Elles deviennent saturées au travers d'un procédé chimique afin de les rendre moins oxydables et plus faciles à travailler dans différentes préparations, mais elles sont considérées comme néfastes pour la santé et donc à proscrire totalement.

Elles se retrouvent dans la margarine ainsi que dans différents encas, dans les pâtisseries, les viennoiseries, les desserts et les glaces. Même si, étant donné leur nocivité, ces graisses commencent ces dernières années à être remplacées, elles sont encore présentes dans beaucoup de produits. Bien souvent, elles se trouvent dans la liste des ingrédients sous la mention « **margarine végétale**»).

⭐ **DÉFI** semaine/jour n°4

Il est donc important de trouver des graisses dans votre alimentation, mais dans des proportions appropriées. Pour cette semaine, je vous propose de limiter le plus possible les graisses saturées provenant d'aliments issus de l'industrie agroalimentaire et de les remplacer par des graisses insaturées plus saines (par exemple, remplacer le beurre par de l'huile d'olive extra-vierge aussi bien dans des pâtes que dans un risotto, manger du poisson plutôt que de la viande, ou pour les végétariens, une poignée quotidienne de graines et de fruits secs). Pensez également à utiliser souvent de l'huile d'olive vierge extra, mais également de l'huile d'autres graines.

Chapitre 5
Les vitamines, les minéraux et les fibres

Les fruits et les légumes
Table des fruits
Quand en consommer
La couleur des fruits et des légumes
Les épices
Les compléments
Les anti-nutriments
Défi n°5

«Ce n'est pas parce que j'aime les animaux que je suis végétarien, mais parce que je déteste les plantes.»
Alan Whitney Brown

Les vitamines, les minéraux et les fibres

Les vitamines et les minéraux sont les engrenages du corps, qui n'est pas capable de les produire lui-même et qui doit les trouver dans la nourriture. Ils sont responsables de la régulation de beaucoup de fonctions et sont véritablement indispensables en petites quantités.

Les vitamines sont divisées en plusieurs groupes et ont de multiples fonctions : protection de la peau, du foie et des yeux (vitamine A); production d'énergie et contribution au bon métabolisme (vitamines B); production des anticorps, activation des enzymes, participation à la respiration (vitamine C); minéralisation (vitamine D); reproduction et lutte contre les troubles des organes génitaux (vitamine E); croissance et équilibre des cellules (vitamine F); propriétés antihémorragiques (vitamine K).

De la même façon, les minéraux (calcium, fer, cuivre, fluor, zinc, magnésium, potassium, etc.) aident à lutter contre la sensation de fatigue, participent au bon fonctionnement des muscles, renforcent les os, les dents et le système nerveux, en plus d'avoir des propriétés antibactériennes et antidégénératives. Les minéraux sont également en grande partie responsables de la production de globules.

Bref, vitamines et minéraux jouent un rôle essentiel dans notre organisme et sont des éléments à ne pas négliger.

Tous ces nutriments fondamentaux sont contenus principalement dans les fruits et surtout dans les légumes, qui sont les aliments les plus simples, les plus naturels et les plus sains que la terre ait à offrir; ces aliments qui purifient le corps et qui aident à contrôler votre poids doivent être consommés au quotidien en cherchant à les varier le plus possible afin d'absorber toutes les propriétés dont le corps a besoin.

De plus, ils contiennent des fibres, qui sont essentielles pour assurer le bon fonctionnement des intestins et de l'appareil digestif. Ils ont également des propriétés antioxydantes, antiradicalaires et anti-âge (contrairement à la fumée et aux graisses animales).

Pour ce qui est des fruits, mieux vaut consommer des fruits frais et de saison, car c'est uniquement dans ces conditions qu'ils sont au bon stade de maturation. Ils contiennent tous les éléments nutritifs et les propriétés dont le corps a besoin pendant une période donnée.

En effet, la nature offre les fruits dont on a besoin au moment où l'on en ressent la nécessité.

Par exemple, la pastèque et le melon sont des fruits rafraîchissants qui poussent justement en été lorsque l'on a le plus besoin de se désaltérer. À l'inverse, le kiwi et les agrumes, riches en vitamine C, poussent en automne et en hiver, au moment où l'on a le plus besoin de leurs nutriments qui aident à lutter contre les symptômes d'un refroidissement.

Cela a quelque chose de magique, quand on y pense. C'est la nature, et non pas l'homme, qui fait pousser le bon produit au bon moment.

De plus, acheter des fruits de saison permet de réaliser des économies: cela vous coûte moins cher, du fait qu'ils sont cultivés et récoltés près de chez vous, et qu'il n'y ait donc pas besoin de payer le carburant et le transport pour les faire venir des pays lointains.

Petite parenthèse sur les **fruits exotiques**, qui poussent dans des pays très chauds et qui sont bien plus rafraîchissants.

Si vous vivez dans un pays avec un climat différent et plus tempéré, évitez d'en manger ou à la rigueur seulement en été, étant donné qu'ils contiennent des vitamines et des sels minéraux qui ne sont pas utiles dans des périodes moins chaudes.

Cela reviendrait un peu à manger un bouillon de légumes très chaud lorsqu'il fait 30 degrés en été; certes, c'est bon pour le corps, mais sous cette chaleur personne n'aurait l'idée d'en manger, car au final vous auriez encore plus chaud et vous vous sentiriez encore plus accablé.

Les fruits exotiques, dont l'impact est certes moindre, font le contraire: ils rafraîchissent le corps.

Ainsi, en consommer en hiver risque de refroidir davantage le corps et de l'exposer à des maladies.

La catégorie des fruits exotiques inclut également la banane, qui de nos jours est pratiquement considérée comme un produit local et que l'on peut trouver sur la table tous les jours de l'année, et bien entendu l'ananas, la mangue, la papaye et la noix de coco.

Une autre raison de ne pas les consommer est que, du fait du long voyage qu'ils doivent faire, ils sont récoltés alors qu'ils ne sont pas encore mûrs. Ils ne contiennent donc pas tous leurs éléments nutritifs, qui sont perdus lorsque le fruit mûrit loin de la plante.

Ainsi, si vous avez la chance de vivre ou de partir en vacances dans une destination exotique, en manger tous les jours ne pose aucun problème. En plus de vous faire du bien, ils seront bien meilleurs que ceux que vous trouverez dans nos contrées, qui ont été cueillis à peine mûrs ; si vous n'avez pas cette chance, mieux vaut se contenter d'en savourer occasionnellement en été.

Autre aliment à ne pas négliger: les **algues**, que l'on a très peu l'habitude de consommer ici, contrairement à l'Orient. Ce sont des végétaux marins qui se nourrissent d'eau et en absorbent les propriétés. Elles contiennent quelques vitamines et minéraux qui ne sont pas présents dans les légumes de terre (par exemple, la vitamine B12, présente notamment dans la viande et le poisson et dont peut manquer un végétarien) et peuvent contribuer à épurer le sang et à lutter contre le surpoids, les intoxications et l'hypothyroïdie, car elles stimulent la thyroïde (c'est justement pour cette raison qu'elles sont proscrites pour les personnes souffrant d'hyperthyroïdie).

Table des fruits

Janvier	Février	Mars	Avril	Mai	Juin	Juillet	Août	Septembre	Octobre	Novembre	Décem

Les fruits

Oranges et **pamplemousses**: de novembre à mai.
Kiwis: d'octobre à mai.
Citrons: d'octobre à avril.
Pommes et **poires**: toute l'année, sauf en juin et en juillet.
Châtaignes: d'octobre à février.
Fraises: d'avril à juillet.
Framboises: de mai à octobre.
Pêches: de mai à septembre.
Pastèques et **abricots**: de juin à août.
Cerises, myrtilles, figues, melons et **prunes**: de juin à octobre.
Mûres: d'août à octobre.
Raisins: de juillet à novembre.
Kakis: d'octobre à décembre.

Les légumes

Concernant les légumes, les indications suivantes peuvent être suivies en règle générale (remarque : dans cette liste figurent des produits qui proviennent de la fleur de la plante et qui, d'un point de vue botanique, sont considérés comme des fruits, par exemple les tomates ou les aubergines, mais dont on associe généralement les propriétés à celles des légumes, comme c'est le cas des légumineuses) :

Toute l'année, on trouve de la **salade** et des **carottes**, du **persil**, du **radicchio**, des **pommes de terre**, des **betteraves** et du **céleri**.

Toute l'année, sauf au cours des mois les plus chauds, on trouve des **artichauts**, des **choux** et des **choux-fleurs**, du **fenouil**, des **poireaux** et des **épinards**.

Toute l'année, sauf au cours des mois les plus froids, on trouve de l'**ail**, des **oignons** et des **radis**.

Au printemps, on trouve des **asperges** et des **pois**.

Entre avril et octobre, on peut trouver des **concombres**, des **aubergines**, des **poivrons**, des **tomates**, des **courgettes**, des **fèves**, de la **roquette**, des **petits pois** et des **haricots**.

Enfin, le **potiron** est disponible entre fin août et fin février.

Quand en manger?

Le corps digère rapidement les fruits, aussi est-il recommandé d'en consommer entre les repas. Par exemple, en manger au milieu de la matinée ou à l'heure du goûter est idéal et c'est là où les fruits vous apporteront ce qu'ils ont de meilleur.

Les légumes, en revanche, doivent être consommés plutôt lors du déjeuner ou du dîner, en accompagnement ou, encore mieux, en entrée.

En entrée ?

Eh oui! L'idéal pour le déjeuner ou le dîner est d'avoir un plat principal précédé d'une belle salade composée de différents légumes crus. Consommés avant un repas cuit, les légumes crus ont l'avantage de:

- préparer l'estomac, car ils contiennent des enzymes, des vitamines et des sels minéraux qui facilitent la digestion;

- diminuer la sensation de faim, ce qui permet de manger moins tout en restant en forme;

- fournir des principes vitaux et éliminer les toxines;

- diminuer la sensation de ballonnement qui se produit souvent après les repas;

- renforcer le système immunitaire.

Les légumes cuits, quant à eux, peuvent être associés aux glucides comme assaisonnement ou aux protéines comme accompagnement.

La couleur des fruits et des légumes

La couleur des fruits et des légumes, qui sont généralement divisés en cinq catégories (à savoir le blanc, le jaune orange, le rouge, le vert et le bleu violet), est une merveille de la nature.

Chaque couleur possède des propriétés qui diminuent les risques de cancer et de maladies cardiovasculaires, ainsi que bien d'autres effets positifs:

Blanc (pommes, poires, ail, choux-fleurs, champignons, oignons...): renforce le tissu osseux, lutte contre le mauvais cholestérol et diminue la tension.

Jaune, orange (abricots, oranges, carottes, citrons, pêches, poivrons, potirons...): a des effets bénéfiques sur le système immunitaire ainsi que sur la vue et permet de garder la peau saine.

Rouge (pastèques, cerises, tomates, radis, fraises, airelles rouges...): a un effet bénéfique sur la mémoire et les voies urinaires.

Vert (asperges, artichauts, salades, concombres, basilic, persil, épinards, kiwis, courgettes): aide à maintenir les os, les dents et les yeux en pleine forme.

Bleu, violet (aubergines, figues, myrtilles, mûres, prunes...): à l'instar du rouge, cette catégorie a un impact bénéfique sur les voies urinaires et lutte contre le vieillissement

Les épices

Autres produits naturels, les épices regorgent de nombreux effets positifs sur la santé. En plus d'apporter du goût aux aliments, elles fournissent également de précieux éléments nutritifs. Vous pouvez donc les utiliser généreusement : par exemple, la cannelle a des vertus désinfectantes, le gingembre, le basilic et l'origan facilitent la digestion, les clous de girofle ont des effets fortifiants, le cumin et la noix de muscade sont des antiseptiques, et enfin la sauge, comme le piment, est diurétique et anti-inflammatoire.

Les compléments

Les compléments sont des moyens de défense pour l'organisme. Toutefois, si vous ne les mangez pas correctement, ils se révèlent inutiles; pire, ils risquent d'aggraver la situation.

Ils peuvent être consommés au quotidien pour compenser d'éventuelles carences. Par exemple, comme vu précédemment, le régime végétarien apporte une quantité insuffisante de vitamine B12, mais étant donné qu'il s'agit d'une vitamine dont le corps n'a besoin qu'en très faibles quantités et qu'elle est stockée par l'organisme, il peut être judicieux de prendre des compléments alimentaires pendant de brèves périodes sous forme de cycles.

En cas de fortes carences en vitamines, mieux vaut opter pour les compléments multivitaminés, car les vitamines sont mieux assimilées en groupe que lorsqu'elles sont prises individuellement, à l'exception de la vitamine C qui est la seule à pouvoir être absorbée seule.

Anti-nutriments

Les anti-nutriments sont des substances qui ont un effet néfaste sur les vitamines et les sels minéraux des aliments que vous consommez, en affaiblissant leur assimilation par l'organisme et en augmentant ainsi les besoins journaliers.

Dans cette catégorie figurent le tabac, la pollution, l'alcool, le stress et les substances chimiques contenues dans les médicaments ou les pesticides, par exemple.

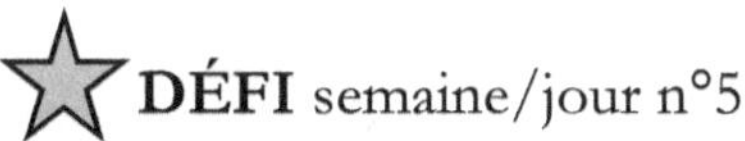

DÉFI semaine/jour n°5

Commencez chaque repas (midi et soir) par une belle salade composée aux légumes crus. Aussi étrange et fastidieux que cela puisse paraître, les effets positifs se feront sentir sur le long terme.

De plus, intégrez des légumes cuits à l'entrée et au plat principal, de façon à obtenir un juste équilibre nutritionnel, composé d'une salade, d'une entrée et d'un plat, ainsi que de légumes cuits.

Chapitre 6
Combinaisons alimentaires

Les glucides et les protéines
Les protéines et les protéines
Les glucides et les glucides
La farine et la levure
Les légumineuses et les céréales
Les œufs, la viande et le poisson
Les produits laitiers
Les légumes
Les fruits
La confiture et les céréales
Défi n°6

«Faites de votre nourriture vote remède et votre remède votre nourriture.»
Hippocrate de Cos

Combinaisons alimentaires

Il est important de faire attention non seulement à votre nourriture, mais également aux associations d'aliments.

En effet, de mauvaises associations peuvent provoquer les mêmes troubles que la consommation d'aliments néfastes: ralentissement important de la digestion, ce qui oblige l'intestin à travailler plus longtemps, sensation de fatigue/d'épuisement et absorption incomplète de la nourriture.

Les aliments rapidement assimilés, tels que les **glucides** ne sont pas censés rester longtemps dans l'estomac, contrairement aux **protéines**, car ils nécessitent des enzymes, des sucs gastriques ainsi que des temps de digestion différents ; ainsi, les glucides ont besoin d'un environnement alcalin, contrairement aux protéines qui, elles, nécessitent un environnement acide. C'est pour cette raison qu'il est recommandé de prendre une entrée le midi et un plat le soir, ou inversement.

De faibles quantités de protéines dans un plat constitué de glucides, et vice-versa, sont néanmoins acceptées.

Associer protéines et protéines est, dans l'absolu, la combinaison à éviter (en d'autres termes, la viande, le poisson, les produits laitiers, les œufs et les légumineuses doivent être consommés individuellement et non mélangés entre eux), du fait que chaque aliment protéique comporte une structure et une composition différentes et qu'il nécessite des temps de digestion longs et différents les uns des autres.

De la même façon, il vaut mieux éviter d'associer **glucides et glucides** même si c'est plus acceptable.

Vous pouvez ainsi faire une exception de temps à autre, mais veillez à ce que cela ne devienne pas systématique.

La farine et la levure

Les produits à base de levure, comme le pain, la pizza, les biscuits salés, les gressins, les biscottes, etc. doivent être consommés avec modération, parce qu'ils ont un effet «collant» dans l'organisme, à cause de la levure et du gluten, ce qui ralentit et gêne la digestion.

Les légumineuses et les céréales

L'association de ces deux nutriments (par exemple, de la semoule et des pois chiches dans un couscous) représente un repas complet comportant tous les acides aminés essentiels.

Cependant, il faut savoir que cette association est sujette à débat, et que beaucoup de nutritionnistes la déconseillent en raison de la forte concentration d'amidon qu'elle présente.

Aussi, essayez cette combinaison par vous-même pour voir si votre corps la tolère ou non (deux portions de céréales pour une portion de légumineuses).

Les œufs, la viande et le poisson

Les légumes et les herbes constituent les meilleurs accompagnements des œufs, de la viande et du poisson.

Si vous êtes incapable de vous passer de pain, vous pouvez en manger de temps à autre, mais veillez à ne pas en abuser.

Il en va de même pour un bon verre de vin avec de la viande ou du poisson.

Les produits laitiers

Le fromage s'accompagne de pain.

Dans le lait, vous pouvez ajouter des céréales en flocons.

En revanche, mieux vaut éviter le café au lait, car la caféine rend le lait plus difficile à digérer.

Vous pouvez ainsi remplacer le café standard par du café d'orge.

Les légumes

Les légumes peuvent être facilement associés à des protéines et glucides en tous genres. Les fruits, quant à eux, se consomment plutôt en dehors des repas.

Pour cuisiner les légumes, vous pouvez suivre des recettes ou laisser libre cours à votre imagination ; salades, choux-fleurs, champignons, courgettes, asperges, clous de girofle, roquette, carottes et bien d'autres encore se consomment aussi bien en hors-d'œuvre qu'en accompagnement.

Les seuls légumes dont vous devez vous méfier et qu'il faut consommer avec modération (c'est-à-dire, évitez d'en manger tous les jours) sont les solanacées, c'est-à-dire les **pommes de terre**, les **aubergines**, les **tomates** et les **poivrons** car ce sont des aliments acidifiants qui contiennent de la solanine, une substance toxique pour le foie si elle est ingérée au quotidien.

De plus, les tomates sont acides et s'accompagnent donc mieux avec de la viande. Les pâtes et les tomates ne sont pas la meilleure combinaison possible, même si elle reste envisageable à condition de ne pas en faire tous les jours.

Même chose pour les pommes de terre : vous pouvez en manger avec de la viande ou des œufs de temps à autre, mais sans en abuser.

Les fruits

Les fruits, eux, doivent plutôt être consommés à part et en dehors des repas, car c'est seulement de cette façon qu'ils sont les plus à même de désintoxiquer et de reminéraliser le corps.

Que ce soit comme encas, au goûter ou au saut du lit, le fructose que renferment les fruits ne nécessite aucun processus digestif et passe directement dans l'intestin, nous procurant ainsi de l'énergie. À l'inverse, si l'intestin est encore occupé à digérer des aliments ingérés auparavant, les fruits stagnent en attendant que ces aliments soient digérés; ce processus, que l'on appelle la fermentation, ralentit encore davantage la digestion, et est source de malaises et de maux d'estomac. De plus, lorsqu'ils seront finalement digérés, les fruits auront perdu une grande partie de leurs apports nutritionnels.

En raison de leurs propriétés, les pommes et les ananas sont en général les fruits qui peuvent le mieux servir d'accompagnements aux plats de temps en temps.

Les fruits ne se combinent pas très bien avec les légumes et les herbes non plus, sauf peut-être dans des jus tonifiants et dépuratifs que vous pouvez préparer vous-même (même chose pour le lait, avec lequel vous pouvez concocter des smoothies de temps à autre).

La confiture et les céréales

Depuis toujours, biscottes et confiture sont considérées comme le mariage parfait. Cependant, certains préconisent d'éviter de mélanger des céréales comme les biscottes ou le pain à des sucres simples (par exemple, la confiture ou le miel), et de privilégier la consommation de confiture seule.

En conclusion, les légumes et les herbes constituent les meilleurs accompagnements qui soient; peut-être que vous ne connaissez que la salade comme légume et rien d'autre et que cette catégorie d'aliment ne vous inspire pas tellement. Mais sachez que le monde végétal regorge de centaines d'aliments et qu'il suffit d'une pincée de curiosité et le dîner est servi!

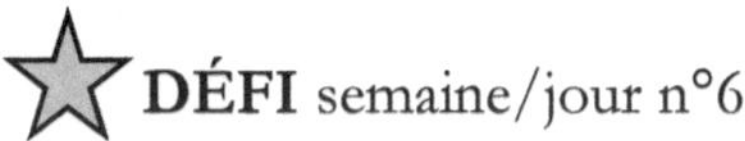 **DÉFI** semaine/jour n°6

Commencez à observer également les règles de combinaisons alimentaires. Essayez d'associer les aliments convenablement et de les consommer dans le bon ordre comme le préconise ce chapitre.

Chapitre 7
La conservation des aliments

Les produits frais
Les produits surgelés
Les produits secs
Les produits en conserve et sous vide
La fermentation
Les erreurs de conservation
Défi n°7

«Nous, consommateurs, achetons sans discuter des produits créés par une industrie obsédée par le profit. C'est donc nous qui finançons ce désastre.»
T. Colin Campbell
[Whole, vegetale e integrale] («Entier, végétal et complet», inédit en français)

La conservation

Les **produits frais**, et notamment ceux qui viennent d'être récoltés, représentent les meilleurs aliments. Ils contiennent toutes les propriétés et qualités essentielles et leur apport nutritionnel est le plus élevé.

Cependant, si ces produits proviennent de pays étrangers, voire de pays situés à l'autre bout du monde, cela signifie qu'ils ont été récoltés sans être tout à fait mûrs; mieux vaut donc privilégier des produits frais issus de l'agriculture biologique et cultivés près de chez vous, ou encore mieux, dans votre propre potager si vous en possédez un.

Les **produits surgelés** ont l'avantage d'être congelés lorsqu'ils arrivent à maturité et sont des produits auxquels aucun additif ni conservateur n'a été ajouté. De ce fait, si le processus a été réalisé correctement, ils conservent tous leurs nutriments.

Dans la mesure du possible, mieux vaut les cuisiner avant qu'ils ne soient totalement décongelés. En effet, pendant la décongélation, la perte de valeurs nutritionnelles comme les vitamines et l'apparition d'enzymes et de bactéries dans l'eau peuvent entraîner, si l'aliment est congelé de nouveau, une détérioration du produit, en plus de provoquer de graves problèmes.

Les **produits secs**, comme les légumineuses, doivent être trempés au préalable afin d'éliminer les principes toxiques qui se développent lors de l'assèchement. De la même façon, il est très important de bien les cuire afin de réduire au maximum les risques de problèmes intestinaux. En appliquant ces quelques astuces, vous pourrez consommer des aliments riches, dont les propriétés ne risquent pas d'être perdues durant la décongélation.

Il est possible que certaines céréales en grains nécessitent également d'être trempées, auquel cas l'étiquette du produit l'indiquera, ainsi que le nombre d'heures de trempage. Bien souvent, cela n'est pas nécessaire, car avant d'être emballés, les grains sont précuits ou torréfiés; inutile donc de les tremper, ce qui est beaucoup plus pratique pour le consommateur, qui n'a plus qu'à les cuire.

Les **produits en conserve** et **sous vide**, en revanche, sont à éviter, car ils ont perdu une grande partie de leurs propriétés nutritives et contiennent des quantités élevées de sel et/ou de conservateurs qui en ont altéré la valeur.

Le processus de **fermentation**, quant à lui, développe des microorganismes qui ont un effet bénéfique sur les bactéries de la flore intestinale; cette catégorie comprend la choucroute, les yaourts, le vinaigre ainsi que les produits de l'Orient issus de la fermentation du soja tels que le tempeh, le miso, le tamari et le shoyu.

Les erreurs de conservation

Tous les aliments contiennent des bactéries qui, pendant la congélation, entrent dans une sorte de léthargie; une fois décongelées, elles se réveillent et commencent à se reproduire. Si vous les recongelez, vous congelez en réalité des aliments qui comportent une concentration élevée de bactéries, qui vont recommencer à se multiplier à la prochaine décongélation et ainsi les contaminer davantage, ce qui risque de provoquer une intoxication.

À l'inverse, lorsqu'ils sont cuits dès la première décongélation, ils contiennent moins de bactéries, car elles sont éliminées pendant la cuisson. Au final, la nourriture est saine et à ce stade, vous pouvez également la recongeler (seulement après l'avoir cuite).

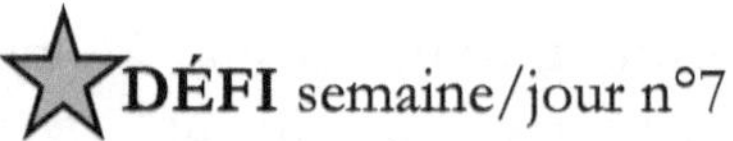 **DÉFI** semaine/jour n°7

Évitez de consommer des produits en conserve ou des surgelés, essayez d'aller plus souvent chez le marchand de légumes et cuisinez des produits frais et de saison.

Chapitre 8
La cuisson des aliments

Cru
À la vapeur
À l'étuvée
Au gril
Au four
Au micro-ondes
À la friture
Défi n°8

«Quand le dernier arbre aura été coupé, quand la dernière rivière aura été empoisonnée, quand le dernier poisson aura été pêché, alors seulement, l'Homme se rendra compte que l'argent ne se mange pas.»
Proverbe indien

La cuisson

La méthode de cuisson des aliments est également fondamentale pour leur valeur nutritionnelle; en effet, pour certains aliments, la cuisson permet de les rendre comestibles, car leurs germes disparaissent sous l'effet de la chaleur, mais pour d'autres, tels que les fruits et les légumes, mieux vaut les consommer crus, car la chaleur réduit, voire élimine entièrement les vitamines et les sels minéraux en altérant leur composition.

Il est essentiel de varier les plaisirs, aussi bien dans le choix des aliments que dans la façon de les cuire.

Le four ou la cocotte-minute génèrent une forte chaleur, ce qui est idéal pendant les périodes ou les jours où il fait plus froid. Le gril et la cuisinière à gaz, eux, peuvent être utilisés tout au long de l'année, tandis que les aliments crus et cuits à la vapeur sont plus rafraîchissants et conservent mieux leurs propriétés nutritionnelles.

Plus l'aliment est consommé **cru**, plus les vitamines et minéraux qu'il renferme sont conservés; c'est notamment le cas pour les fruits et légumes, qu'il est préférable de consommer crus.

La cuisson à la **vapeur** est celle qui garde les nutriments au plus proche de leur état naturel. Elle est recommandée principalement pour les légumes et le poisson.

La cuisson à **l'étuvée** permet également aux aliments de conserver leurs vertus, et elle est surtout utilisée pour le poisson.

Le **gril** est très polyvalent: vous pouvez cuire rapidement aussi bien des légumes que de la viande ou du poisson.

Le **four** est l'idéal pour cuire la viande et le poisson. Attention toutefois à ne pas rôtir la nourriture trop souvent, car ce type de cuisson engendre des radicaux libres.

La cuisson au **micro-ondes** est depuis longtemps l'objet de débats entre ceux qui y sont favorables et la jugent sûre, et ceux, plus sceptiques, qui la considèrent comme étant nocive.

Le problème, c'est que même les spécialistes ne parviennent pas à se mettre d'accord sur les véritables effets de ce mode de cuisson.

Ce dont on est sûr, c'est que les micro-ondes génèrent des ondes électromagnétiques qui altèrent les graisses essentielles; évitez donc d'y cuire des aliments gras comme le poisson ou la viande.

Pour le reste, vous pouvez l'utiliser à l'occasion pour chauffer les plats rapidement.

Comme chacun le sait, il est conseillé d'éviter le plus possible de **frire** les aliments, car il s'agit de la méthode de consommation la moins saine, notamment à cause du contact prolongé avec l'huile bouillante qui rend l'aliment d'une part moins bon sur le plan nutritionnel, et d'autre part plus dangereux pour la santé.

Ceci est dû au fait que les aliments frits, brûlés ou rôtis développent des radicaux libres qui attaquent et détruisent les bonnes graisses présentes dans le corps, augmentant ainsi le risque de contracter des maladies par la suite.

Pour cette raison, limitez-vous à en consommer une fois par mois (voire moins si vous le souhaitez).

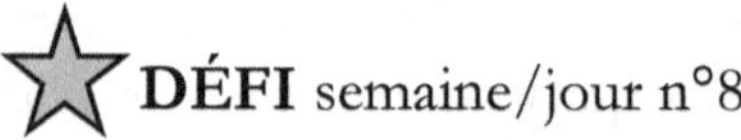 **DÉFI** semaine/jour n°8

Cette semaine, mangez davantage d'aliments crus, moins d'aliments cuits, et interdisez-vous les aliments frits ou rôtis. De plus, essayez de varier régulièrement les modes de cuisson, car selon la façon dont vous le cuisez, un même légume aura un goût différent et tout aussi agréable.

Chapitre 9
Les pyramides alimentaires

Les pyramides alimentaires
Défi n°9

«À l'heure actuelle, un milliard de personnes n'a pas accès à l'eau potable, alors que la production d'un kilo de viande de bœuf nécessite plus de 20000 litres d'eau»
Umberto Veronesi
[La dieta del digiuno] («Le régime du jeûne», inédit en français)

«Le régime carnivore est en grande partie responsable de la faim qui tenaille toujours tant de populations dans les pays que l'on nomme, non sans euphémisme, "en voie de développement"»
Margherita Hack
[Perchè sono vegetariana] («Pourquoi je suis végétarienne», inédit en français)

Les pyramides alimentaires

Les pyramides alimentaires ont été inventées afin d'établir des principes de base pour une alimentation correcte.

La partie inférieure de la pyramide indique les aliments adaptés à une consommation quotidienne et en grandes quantités, tandis que le sommet de la pyramide indique les aliments dont il faut limiter la consommation.

Ci-dessous, vous trouverez les deux pyramides qui représentent un régime sain: un mélange entre les pyramides méditerranéenne et orientale à droite, et un régime optimal, le végétarisme, à gauche.

Vous trouverez également la liste de tous les aliments à consommer chaque jour, un jour sur deux, à l'occasion ou rarement.

Limiter: les pizzas, les desserts et les glaces, les sodas et l'alcool!

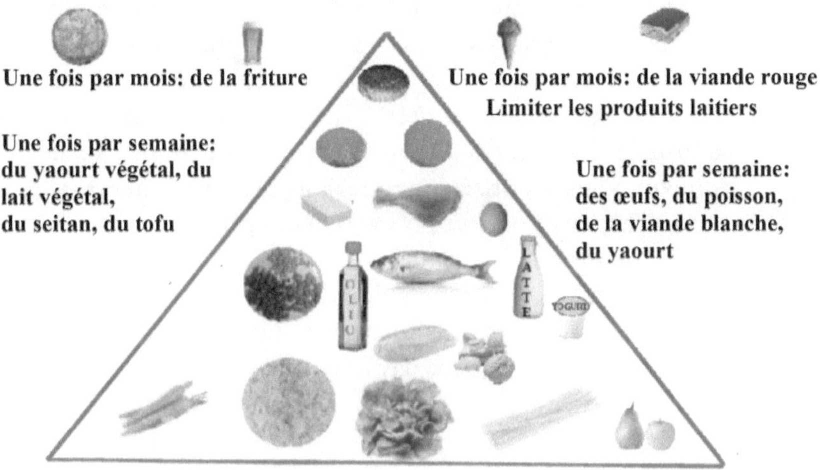

Une fois par mois: de la friture

**Une fois par semaine:
du yaourt végétal, du
lait végétal,
du seitan, du tofu**

**Une fois par mois: de la viande rouge
Limiter les produits laitiers**

**Une fois par semaine:
des œufs, du poisson,
de la viande blanche,
du yaourt**

Tous les jours: des céréales intégrales, des légumes, des fruits frais

Tous les jours avec modération: de l'huile, des légumineuses, des fruits secs

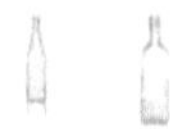 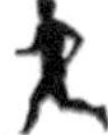 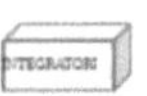

Boire un à deux litres d'eau par jour

Exercice physique quotidien

Apport de compléments

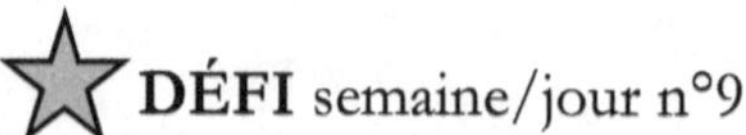 **DÉFI** semaine/jour n°9

Maintenant que vous connaissez les pyramides alimentaires, choisissez sur laquelle vous allez baser votre alimentation et appliquez la règle des 80-20%: essayez de suivre à 80% un régime correct et autorisez-vous 20% de «marge» (par exemple, vous pouvez vous autoriser une pizza le week-end, une part de gâteau un autre jour, ou vous faire plaisir avec votre péché mignon).

C'est ici que s'achèvent les défis. Place maintenant aux conclusions et aux derniers approfondissements afin de vous familiariser davantage avec les aliments.

Chapitre 10
Guide des aliments

Tous les jours
À limiter
2-3 fois par semaine
1-2 fois par semaine
Occasionnellement
Rarement

«Manger correctement permet non seulement de prévenir les maladies, mais aussi d'être en bonne santé et de créer une sensation de bien-être»
T. Colin Campbell
[Le Rapport Campbell]

Guide des aliments

Ci-dessous figure une liste qui présente sommairement les différents nutriments ainsi que des conseils sur leur consommation hebdomadaire.

TOUS LES JOURS

Les légumes
Les légumes devraient figurer en abondance dans vos assiettes, au déjeuner comme au dîner, aussi bien crus que cuits.

À consommer tous les jours.

Exceptions: les tomates, les pommes de terre, les aubergines et les poivrons.

Les fruits
Les fruits devraient se trouver au menu chaque jour, notamment entre deux repas, par exemple en encas, au goûter ou avant le petit-déjeuner, et être de saison afin d'absorber l'intégralité de leurs propriétés nutritives.

À consommer tous les jours.

Les céréales
Comme évoqué précédemment, il existe de nombreuses variétés de céréales. Aussi, l'idéal serait d'en consommer tous les jours, en variant les plaisirs afin de ne pas se nourrir toujours de la même céréale.

Froment, riz, épeautre, avoine, amarante, quinoa,

millet, maïs, orge, seigle... L'essentiel est de varier afin d'obtenir tous les nutriments et les qualités que renferme chaque céréale.

À consommer tous les jours.

Les légumineuses

Si vous êtes végétarien, vous pouvez consommer des légumineuses en faibles quantités chaque jour en tant que principal apport protéique. Si ce n'est pas votre cas, vous pouvez les alterner avec les protéines animales.

Les graines et les fruits secs

Les graines et les fruits secs jouent un rôle essentiel, même si vous en consommez de petites quantités. C'est notamment le cas pour les végétariens, mais aussi pour ceux qui mangent de la viande.

Les huiles

Choisissez des huiles pressées à froid, car la pression à chaud permet certes de produire davantage d'huile, mais fait perdre presque toutes les propriétés en contrepartie.

L'huile d'olive vierge extra provient du premier pressurage à froid de l'olive, tandis que l'huile d'olive traditionnelle est obtenue à partir du pressurage à chaud de restes d'olive et passe par divers processus de raffinage qui l'appauvrissent d'un point de vue nutritionnel.

Vous pouvez utiliser de l'huile vierge extra dans tous

vos plats tous les jours, tandis que l'huile d'olive peut être utilisée de temps en temps.

Les autres huiles (de graines de lin, de maïs, de tournesol, de sésame, d'arachide ou encore de foie de morue) contiennent elles aussi de très bonnes propriétés qui se complètent avec l'huile d'olive. Aussi, vous pouvez les consommer une différente par jour ou en complément de l'huile d'olive vierge extra, afin de multiplier davantage les propriétés de vos plats.

En revanche, il est déconseillé d'utiliser des huiles tropicales dans la cuisine trop fréquemment, en raison de leur forte contenance en graisses saturées.

Enfin, l'huile de soja est un produit industriel qu'il vaut mieux consommer très peu, voire pas du tout.

Thé vert, tisane et café d'orge
Vous pouvez boire du thé vert tous les jours, parce qu'il fait du bien et protège le corps. Cependant, évitez le thé en bouteille, qui contient des sucres et des additifs.

De la même façon, les infusions et les tisanes peuvent être consommées régulièrement, en particulier avant de vous coucher.

Même chose pour le café d'orge, meilleur que le café standard.

N.B.
Les aliments au pouvoir guérisseur
De manière générale, les fruits et légumes sont des aliments protecteurs qui luttent contre le risque de

maladie et de pathologie. Toutefois, certains ont des caractéristiques particulièrement intéressantes:

Le **citron** est un fruit magique qui a fait l'objet de beaucoup de livres faisant état de ses mille propriétés. Son goût est certes acide, mais il ne l'est pas du tout pour notre corps; au contraire, il est alcalinisant et aide à contraster l'acidité. Vous pouvez par exemple utiliser du jus de citron pour assaisonner une salade, ou en boire avec un peu d'eau tiède au saut du lit.

Autre aliment guérisseur: l'**ail**, appelé également antibiotique naturel en raison de ses propriétés qui ont un effet bénéfique sur l'ensemble de l'organisme.

À LIMITER

Le vinaigre

Une grande partie des vinaigres industriels contient des sucres et des aromates. Le meilleur choix est encore de consommer du vinaigre de cidre qui lui a des propriétés bénéfiques pour la digestion. Pour ce qui est du vinaigre balsamique et des autres, mieux vaut en limiter la consommation.

Le sel

Il serait judicieux de limiter également votre consommation de sel, car il augmente la tension. Optez plutôt pour du sel non raffiné.

Aussi, lorsque vous préparez des pâtes par exemple, mieux vaut le verser dans l'eau de cuisson plutôt que directement sur les pâtes.

Vous pouvez également le remplacer par le **gomasio**, disponible en vente dans tous les supermarchés. Une autre solution consiste à le préparer vous-même, ce qui vous évitera d'en acheter. Vous avez seulement besoin de graines de sésame qui, après avoir été lavées et torréfiées (à la poêle), sont mélangées et concassées avec du sel marin.

Pour chaque volume de sel, comptez entre sept et douze volumes de graines de sésame. Ainsi, vos aliments seront certes salés mais bénéficieront également des propriétés du sésame, tout en limitant la quantité de sel.

Le sucre

Le sucre blanc n'est pas un nutriment, il contient des calories sans intérêt qui font grossir mais qui ne nourrissent pas. Vous pouvez donc l'utiliser tous les jours pour édulcorer vos boissons, mais en petites quantités.

Si vous avez l'habitude de consommer des boissons qui contiennent beaucoup de sucre, essayez de diminuer légèrement les doses un peu à la fois afin de vous habituer à un goût de moins en moins sucré ; vous serez ensuite capable d'apprécier le goût d'un aliment même s'il contient beaucoup moins de sucre.

Il vaut mieux consommer du sucre brut de canne, du miel, du malt (un dérivé de l'orge qui contient donc du gluten), ou encore des feuilles de stévia (une plante herbacée qui possède un très fort pouvoir édulcorant).

Pour les pâtisseries, vous pouvez très bien utiliser du sirop d'érable, du nectar d'agave ou encore des dattes qui, une fois amollies et broyées, forment une pâte naturellement sucrée qui se marie très bien aux desserts.

Le lait et les yaourts

Il est judicieux de varier les types de lait chaque semaine, en alternant entre lait d'amande, d'avoine, de noisette, de soja, de riz, etc.

Si vous désirez toutefois consommer du lait de vache, il est recommandé de l'alterner avec les laits végétaux.

Même chose pour les yaourts, dont la consommation quotidienne n'est pas nécessaire, contrairement à ce que l'on peut entendre dans les publicités.

Les chewing-gums

Même si vous ne les avalez pas, les sucres et les substances contenues dans les chewing-gums sont absorbés par l'organisme par le biais de la salive. Mieux vaut donc en limiter la consommation et éviter ceux qui contiennent des sucres.

La caféine

La caféine provoque une accoutumance: en boire ne vous fera pas sentir mieux que quelqu'un qui n'en boit pas, mais cela vous fera vous sentir mieux qu'avant, grâce à un effet psychologique et routinier. La théine, quant à elle, n'est ni plus ni moins que de la caféine, même si ses effets sont plus doux et plus persistants.

Le café donne un coup de fouet immédiat, mais l'envie d'en boire un autre se fait sentir peu de temps après, tandis que le thé a un effet plus ténu mais qui va durer plus longtemps.

La caféine est une substance toxique, sécrétée par certaines plantes en guise de réaction défensive, qui a un effet excitant et simulant, mais qui n'est pas bénéfique pour le corps, surtout lorsqu'elle est ingérée régulièrement et plusieurs fois par jour.

Le parmesan

Comme tous les fromages, le parmesan lui aussi contient des graisses. Vous pouvez en consommer tous les jours, mais en petites quantités, ou le remplacer par de la **levure alimentaire**.

2-3 FOIS PAR SEMAINE

Le poisson

Grâce aux graisses polyinsaturées ainsi qu'à d'autres propriétés qu'il contient, le poisson est l'aliment animal par excellence à consommer le plus souvent.

C'est le cas notamment pour le poisson bleu qui est le plus recommandable (sardine, maquereau, hareng, anchois) mais également pour des poissons comme le merlu et le saumon, qui sont bons si vous les consommez en alternance. En revanche, pour ce qui est des crevettes, palourdes et autres fruits de mer, vous pouvez les manger de temps à autre.

Il est bon de rappeler que le poisson fraîchement pêché est sans conteste meilleur que celui issu d'élevage et congelé.

Le pain et la polenta, les aliments à base de farine de blé type crackers

Le pain peut servir d'accompagnement à vos plats de temps en temps, mais il vaut mieux en éviter la consommation quotidienne même si vous y êtes habitué.

Vous pouvez l'alterner avec la polenta ainsi que d'autres types de pains ou de galettes de céréales.

Il en va de même pour les crackers et encas industriels.

1-2 FOIS PAR SEMAINE

La viande

La viande blanche comme le poulet ou la dinde contient moins de graisses et peut être consommée toutes les semaines.

Les œufs

L'œuf est un aliment complet dont les protéines sont mieux assimilées par l'organisme par rapport à la viande ou au fromage. Cependant, il devrait être lui aussi consommé avec modération, étant donné que l'on en trouve dans de très nombreuses préparations telles que les pâtes, les gâteaux et les biscuits.

Le fromage

Le fromage contient des protéines, mais également beaucoup de graisses saturées et de sel (même la mozzarella). Mieux vaut donc privilégier les fromages bio et locaux.

À L'OCCASION

Une pizza

Dans la mesure du possible, il est préférable de la préparer vous-même afin d'y mettre moins de graisses et de sel. Vous pouvez vous permettre d'en manger au restaurant ou d'en commander une de temps à autre.

Le chocolat

Le chocolat au lait a un effet antidépresseur, mais contient également trop de sucres et de graisses saturées; pour cette raison, il est déconseillé d'en manger.

En revanche, le **chocolat noir** à 70% et plus a des propriétés anticancéreuses et antioxydantes. Vous pouvez donc en manger plus souvent (en vous limitant toutefois à deux ou trois carrés d'une tablette). Il en va de même pour le cacao en poudre, ainsi que pour la farine de caroube (qui remplace très bien le cacao), fruit du caroubier, un arbre originaire des régions méditerranéennes.

La glace

Privilégiez une fois encore les glaces artisanales qui contiennent moins de graisses par rapport aux glaces industrielles et qui sont meilleures pour la santé. Ainsi, les glaces vendues en grande surface comportent des quantités toujours plus importantes de graisses.

Vous pouvez en manger en été, leur effet rafraîchissant fait indéniablement du bien.

Les aliments raffinés

Les aliments raffinés contiennent des graisses et des sucres. Mieux vaut en manger seulement de temps en temps comme encas.

Les biscuits

À l'instar des aliments raffinés, les biscuits contiennent beaucoup de calories et il vaut mieux ne pas en manger trop souvent, par exemple parfois au petit-déjeuner.

Les tartes et pâtisseries maison

Les tartes et pâtisseries maison peuvent être une bonne solution de remplacement pour le petit-déjeuner ou comme encas de temps en temps, car leur teneur en calories est moindre. Vous pouvez éventuellement les préparer sans lait ni œufs, responsables de leur teneur élevée en graisses.

Les cubes de bouillon

Les cubes de bouillon contiennent énormément de

sel. Préférez les cubes végétaux. Lorsque vous en avez la possibilité, il vaudrait mieux préparer un bouillon maison, même si vous pouvez tout de même les utiliser occasionnellement en choisissant de préférence des cubes sans graisses. Une autre solution consiste à les remplacer par le **miso** qui est un produit issu de la fermentation du soja et de l'orge ou du riz, que vous pouvez ajouter après la cuisson afin de relever vos potages et vos soupes et qui a le mérite d'être riche en protéines, en ferments et en enzymes.

RAREMENT

Les pâtisseries, les encas trop sucrés et les boissons gazeuses
Une grande partie des pâtisseries dans le commerce contient des taux élevés de graisses et de sucres. Aussi est-il conseillé de les réserver pour les occasions spéciales.

Les bonbons
En plus d'abîmer les dents, les bonbons ne sont pas bons pour le corps parce qu'ils contiennent énormément de sucres et d'ingrédients artificiels.
Essayez d'en manger le moins possible.

Le ketchup et la mayonnaise
À préférer maison, car ils contiennent vraiment trop de graisses.

Le beurre et la margarine

Le beurre contient des graisses saturées et du cholestérol, tandis que la margarine est un produit végétal mais qui n'existe pas à l'état naturel et qui contient beaucoup de graisses hydrogénées.

Quitte à choisir, mieux vaut privilégier le beurre, même si l'idéal serait de se passer des deux.

La charcuterie, la viande rouge et les aliments frits

La charcuterie et la viande rouge présentent des quantités élevées de graisses saturées. De plus, la charcuterie contient des conservateurs qui peuvent avoir un effet cancérigène.

Les aliments frits, quant à eux, en plus d'avoir perdu une grande partie de leurs qualités nutritives, contiennent des substances nocives telles que les radicaux libres.

L'alcool et le tabac

Il vaut mieux diminuer le plus possible la consommation d'alcool car, en plus de provoquer des problèmes de foie, elle augmente l'indice glycémique comme c'est le cas pour les produits raffinés. Il en va de même pour le tabac, qui provoque des problèmes aux poumons et à la gorge. Vous pouvez néanmoins vous autoriser un verre de vin rouge de temps à autre pour accompagner vos plats.

L'alcool et le tabac favorisent tous deux le vieillissement précoce.

De l'avis de certains experts, l'alcool, le tabac et la viande représentent des poisons lents, car une consommation excessive de ces produits peut vous nuire sur le long terme.

Chapitre 11
Le bio face aux produits chimiques

Vous avez dit bio ?
À quoi faut-il faire attention ?

« En principe, la nourriture est censée nous apporter des nutriments ; cependant, les Américains mangent en sachant pertinemment que de faibles quantités de poison ont été ajoutées à leurs aliments en vue de leur donner un plus bel aspect et de retarder leur décomposition. »
John Cage

Vous avez dit bio ?

La catégorie «biologique» est apparue pour lutter contre les méfaits causés par les additifs, les pesticides, la pollution et les substances chimiques que les producteurs utilisent à foison pour obtenir des récoltes abondantes à moindre coût.

Afin d'être estampillés biologiques, les aliments généralement d'origine végétale doivent être cultivés sur des sols qui répondent à certaines règles, telles que l'obligation d'utiliser des engrais et des pesticides naturels.

De même que l'utilisation de pesticides, de désherbants et d'engrais chimiques est interdite, l'usage de conservateurs et de colorants est proscrit.

Avant d'obtenir l'appellation biologique, les sols doivent être isolés de ceux imprégnés de produits chimiques et être soumis à une agriculture naturelle pendant au moins deux ans.

Les élevages d'animaux doivent, eux aussi, se conformer à certaines règles s'ils souhaitent bénéficier de l'appellation, notamment en ce qui concerne la nourriture donnée au bétail et le recours aux hormones. Leurs pratiques doivent se distinguer de celles propres aux élevages intensifs, dont les produits sont tout sauf sains.

Certes, il est impossible d'être sûrs à 100 % de la manière dont ces aliments sont produits, la meilleure chose à faire restant encore de disposer d'un potager dans son jardin. Cependant, il est préférable d'opter dans la mesure du possible pour des produits biologiques, si vous voulez avoir le moins de poison possible sur votre table.

À quoi faut-il faire attention ?

Les OGM sont des organismes génétiquement modifiés au moyen de la technologie génétique. En résulte un aliment qui n'est pas naturel et qui comporte des risques potentiels pour la santé et l'environnement.

Viennent ensuite les additifs alimentaires et les conservateurs qui, bien qu'utiles pour conserver la fraîcheur des aliments, suscitent quelques controverses en matière de santé. Quoique sans danger en petite quantité, ils n'en restent pas moins présents dans de plus en plus d'aliments. Voilà pourquoi il faut se montrer prudents, tout comme pour les colorants et les arômes dérivés du pétrole, les émulsifiants, les solvants, les agents épaississants, les édulcorants, les exhausteurs de goût et tant d'autres produits chimiques, qui remplissent chacun une fonction bien précise. Une alimentation qui repose essentiellement sur des aliments naturels, sans utiliser trop d'ingrédients, ni en les modifiant exagérément, demeure la meilleure et la plus saine des solutions.

Chapitre 12
Marche à suivre

Le petit-déjeuner
Les encas
Le déjeuner
Le dîner

« Certaines choses doivent être faites au quotidien : manger sept pommes le dimanche soir au lieu d'une par jour ne donnera pas le même résultat. »
Jim Rohn

Le petit-déjeuner

Le petit-déjeuner, comme bien souvent répété, est à la fois le repas le plus important de la journée et celui le plus sous-estimé, malgré tout.

Il devrait être le repas le plus complet, composé de glucides (céréales, fruits ou miel), de protéines et d'acides gras polyinsaturés (fruits secs, graines ou yaourt de préférence végétal), de vitamines, de minéraux et de fibres (toujours sous forme de fruits ou de céréales).

L'idéal consiste à boire un verre d'eau tiède agrémenté de jus de citron (agrume aux mille vertus, comme déjà évoqué) au saut du lit ou un jus de fruit fraîchement pressé (et non pas en briquette) à l'orange, au kiwi, à la poire, à la pomme, aux myrtilles... à chaque saison son propre fruit ! Il est conseillé de varier le plus possible, car chacun d'eux a un effet à la fois détox et régénérant dont tous les bienfaits sont absorbés pleinement lorsqu'ils sont ingérés à jeun le matin.

Un quart d'heure plus tard, il est temps d'attaquer le petit-déjeuner, équilibré et composé éventuellement de céréales comme du muesli, accompagné de lait végétal ainsi que d'une poignée de graines (de tournesol, de lin...) et de fruits secs (amandes, pignons, noix, noisettes, et exceptionnellement cacahuètes, car ce sont les fruits secs les plus gras).

Le muesli à base d'avoine, de graines et de fruits secs, ainsi que celui uniquement à base de flocons d'avoine, se trouve en magasin.

Pour ceux qui ne sont pas friands de graines et de fruits secs, une alternative consiste à les broyer, à les conserver dans une boîte hermétique et à les mélanger avec le lait le matin. De cette façon, toutes leurs propriétés sont absorbées sans même vous en rendre compte. Si en revanche vous n'êtes pas un grand fan de muesli, il est possible de le mélanger à vos céréales préférées.

Si vous aimez la confiture et qu'elle vous permet de démarrer la journée du bon pied, vous pouvez en manger sur du pain azyme, un pain sans levain plus facile à digérer que le pain traditionnel.

Les fruits, qu'il vaut mieux consommer en dehors des repas, peuvent être mangés avant le petit-déjeuner (sous forme de jus de fruit) ou en milieu de matinée: ainsi, votre repas sera complet.

Si vous préférez manger léger le matin, une salade de fruits peut être une alternative.

Les encas

Les encas sont essentiels en milieu de matinée et d'après-midi.

Quelques conseils pour des encas sur le pouce par ordre de préférence :

- un à deux fruits de saison ou une salade de fruits

frais sans sucre (de préférence tous les jours en alternant tous les fruits que la saison nous propose)

- des jus de fruit faits maison (et non pas achetés, car ils contiennent de l'eau, des sucres, des arômes et finalement peu de fruits dignes de ce nom)

- une poignée de fruits secs

- un yaourt

- un yaourt naturel accompagné d'un bol de fruits rouges

- des galettes de céréales

- des crackers

- des biscuits

- des friandises

Le déjeuner

Pour apporter l'énergie nécessaire à votre corps tout au long de la journée, il est recommandé d'opter pour un déjeuner à base de sucres lents et de privilégier un dîner riche en protéines. En effet, les protéines nécessitent un temps de digestion plus long, détendent et préparent au sommeil (il est tout de même conseillé de manger minimum trois heures avant le coucher).

Les légumes, crus comme cuits, ne doivent jamais manquer à l'appel.

Vous pouvez par exemple commencer par une belle salade composée en entrée avant d'attaquer un plat de pâtes complètes ou de graines de céréales, accompagnées d'une sauce préparée avec de délicieux légumes cuits, ou de faibles portions de protéines animales.

Le dîner

De la même manière que pour le déjeuner, les légumes doivent être au rendez-vous. Vous pouvez ensuite opter pour un plat à base de protéines, en alternant protéines végétales et animales, et l'accompagner de temps à autre de pain complet ou de polenta (minimum trois heures avant le coucher).

Si, à l'inverse, vous travaillez de nuit, un dîner à base de glucides est préférable afin d'éviter de vous sentir lourd à cause d'une longue digestion. Vous pouvez alors faire le plein de protéines lors du déjeuner.

Même dans ce cas de figure, une salade composée, un repas riche en protéines, des légumes cuits et/ou des céréales (p. ex. du pain) en guise d'accompagnement constituent une excellente option.

Le dîner doit être le plus léger des trois repas principaux, celui où vous mangez le moins en vue de vous garder des désagréments pendant la nuit (les cauchemars et insomnies dépendent notamment de ce que vous avez consommé avant de vous coucher), soit l'exact contraire de ce qu'on a l'habitude de faire. On prend généralement un petit-déjeuner à toute vitesse, on déjeune sur le pouce et le soir, enfin, après une journée passée à courir au travail, on cède aux plaisirs de la table lors du dîner.

Chapitre 13
Les règles de base

« L'unique règle qui vaille pour mener un mode de vie sain est la modération, et plus exactement la modération dans tout ce qui est sain. »
Herbert MacGolfin Shelton

Les règles de base

N'oubliez pas de bien mâcher et de vous accorder le temps nécessaire à table, en limitant autant que faire se peut télévision, smartphone, revues et discussions trop complexes.

Les premiers jours, un changement d'alimentation est susceptible de vous faire vous sentir encore plus mal. En effet, votre corps s'est désormais habitué à un certain style de vie et une modification inattendue peut, dans un premier temps, vous couper toute envie de persévérer et vous faire reprendre vos anciennes habitudes. Je ne parle pas ici de petites améliorations mais d'un changement radical.

Ce problème est toutefois résolu après quelques jours d'adaptation.

Si cette transformation se fait en douceur, en changeant un élément chaque semaine, il ne se pose même pas.

La routine est un élément essentiel dans l'alimentation : tenter de se lever, de déjeuner, de dîner et de dormir plus ou moins aux mêmes heures conduit à une régularisation de notre bien-être.

Un déjeuner riche en glucides est plus facile à digérer et apporte de l'énergie pour toute la journée tandis qu'un plat à base de protéines demande une digestion plus lente. Il est donc préférable de le consommer lors du dîner, au minimum trois heures avant le coucher.

Si vous mangez des protéines au déjeuner, il se peut que vous vous sentiez plus fatigué qu'à l'ordinaire en début d'après-midi, dû au long processus de digestion qu'elles nécessitent.

Les glucides apportent l'énergie et la force nécessaires pour affronter la journée. Les protéines, elles, permettent de reconstruire les cellules.

Vous pouvez appliquer la règle des 80-20 % à votre alimentation, à savoir : si 80 % de vos repas sont sains, vous êtes en droit de vous autoriser un petit écart de temps à autre. Il peut s'agir d'un repas par semaine ou d'un à deux jours par mois de nourriture moins équilibrée, ce qui ne constitue en rien un problème. Au contraire, enfreindre les règles de temps en temps est bon pour le moral et nous empêche de devenir esclaves de nos habitudes, qu'elles soient alimentaires ou non.

Les aliments naturels ont des vertus thérapeutiques et protectrices, à la différence de ceux d'origine animale. Ainsi, l'augmentation dans votre consommation d'aliments d'origine animale induit une diminution de ceux d'origine végétale et vous rend davantage sujets aux maladies.

Optez pour des aliments complets qui conservent toutes leurs qualités nutritionnelles et évitez en particulier les produits raffinés et transformés qui contiennent des additifs artificiels ainsi que les aliments frits et brûlés.

Le corps étant composé à majorité d'eau, la consommation quotidienne de fruits et légumes (riches en eau, vitamines et minéraux), de beaucoup d'eau, de jus de fruit ainsi que d'infusions est d'une importance capitale pour la santé. Par jus de fruit, j'entends ici ceux faits maison, extraits uniquement du fruit, et non pas ceux sucrés achetés en magasin.

Le cerveau est, quant à lui, composé essentiellement de graisses : voilà pourquoi l'absorption de bonnes graisses est primordiale.

Le corps est alcalin, c'est-à-dire basique, contrairement aux aliments protéiques qui eux sont acides, notamment ceux d'origine animale. Lorsqu'un aliment acide est ingéré, le corps doit redoubler d'efforts pour retrouver son équilibre.

Dès lors, les aliments riches en protéines, en particulier ceux d'origine animale, doivent figurer au menu, à la seule condition d'être présents en faibles quantités.

En conclusion, seule l'absence de cigarette et de stress ainsi qu'une activité physique accrue couplées à un régime alimentaire équilibré permettent d'obtenir des résultats efficaces sur la santé.

Partie2
Recettes végétariennes

Que faut-il avoir dans ses placards ?

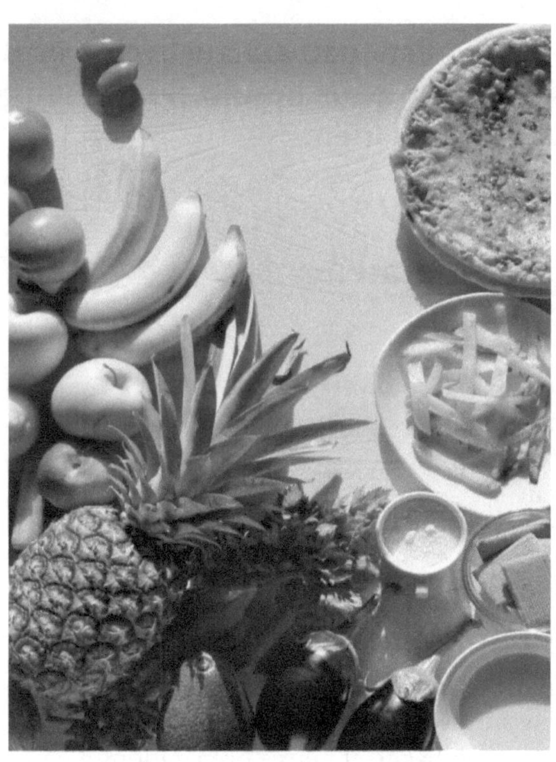

Les recettes faciles et rapides

Que faut-il avoir dans ses placards ?

Voici une liste non exhaustive de ce dont vous pourriez avoir besoin pour composer un menu végétarien.

Au réfrigérateur
Yaourt végétal
Lait végétal
Fruits de saison divers
Légumes de saison divers
Tofu
Seitan
Tahina (crème de sésame)

Au congélateur
Légumes surgelés
Fruits surgelés (pour le dessert)
Steak, steak haché et autres préparations à base de soja (à s'autoriser de temps en temps)

Dans les placards
Fruits secs et graines
Céréales pour le petit-déjeuner
Pâtes et céréales diverses
Légumes secs
Algues
Boîtes de conserve
Farine de différents types
Levure
Bicarbonate de soude

Épices diverses

Maïzena
Cacao (ou farine de caroube)
Biscuits sans lait ni œufs
Farine de coco
Dattes
Sirop d'érable ou d'agave

À portée de main
Huile d'olive vierge extra
Huile de graines
Sucre brut de canne
Sel marin non raffiné
Vinaigre de cidre

Les recettes

Voici une petite sélection de recettes simples et rapides à préparer, exclusivement vegan et savoureuses (parmi lesquelles des recettes crues ou sans gluten) destinées aussi bien au petit-déjeuner, déjeuner, dîner, en accompagnement ou en assaisonnement.

LE PETIT-DÉJEUNER

Lait d'amande

Ingrédients:
1 tasse d'amandes
3 tasses d'eau
1 poignée de dattes dénoyautées

Préparation
- Laissez tremper les amandes dans un récipient toute la nuit.
- Égouttez les amandes, séchez-les et passez-les au mixeur avec les trois tasses d'eau ainsi que la poignée de dattes. Les dattes donneront au lait un goût sucré : ajoutez-les progressivement jusqu'à atteindre la dose de sucre désirée.
- Filtrez le mélange obtenu avec une passoire à mailles fines.
- Votre lait est prêt !

Vous pouvez remplacer les amandes par d'autres fruits secs, tels que des noisettes ou de la farine de coco si vous souhaitez concocter votre propre lait de coco.

La pâte d'amande restée dans le tamis peut servir

pour d'autres recettes, par exemple un gâteau de graines à la crème d'avocat ou des biscuits.

Assortiment de muesli

Ingrédients:
1 tasse de graines de tournesol et de noix
1 paquet de flocons d'avoine
1 paquet de muesli croustillant
Des fruits secs à volonté (myrtilles, bananes, raisins secs...)
Des copeaux de chocolat noir extrafondant (facultatif)

- Dans un premier temps, broyez les graines et les noix très finement.
- Mélangez-les aux autres ingrédients dans une boîte hermétique et dégustez-les à votre guise chaque matin.

Gâteau de graines à la crème d'avocat

Ingrédients:
Pour la base
250 g de graines de tournesol et de lin
La pâte d'amande extraite du lait (facultatif)
3 à 4 dattes

Pour la crème
1 pot de yaourt au soja
2 avocats mûrs
1 verre de lait de soja
2 cuillères à soupe de cacao
1 cuillère à soupe et demie de sucre de canne
De la noix de coco râpée pour décorer

- Broyez tous les ingrédients de la base ensemble
- Étalez la base dans un plat
- Mixez tous les ingrédients de la crème ensemble (si le résultat est trop compact, ajoutez un peu de lait de soja)
- Étalez la crème sur la base
- Parsemez de noix de coco râpée et laissez reposer au réfrigérateur

Biscuits pour le thé

Ingrédients:
250 g de farine d'épeautre (ou de farine de type 55)
½ verre de lait végétal
1 cuillère à soupe de pâte d'amande extraite du lait (ou,
   à défaut, de la noix de coco râpée)
1 cuillère à soupe d'huile de graines
1 cuillère à soupe de sucre de canne
1 cuillère à café de bicarbonate

De la cannelle, du cacao (facultatif)

- Étalez la farine et ajoutez-y le sucre, l'huile, le bicarbonate et la pâte d'amande (ou la noix de coco) et pétrissez le tout en versant le lait végétal au fur et à mesure.
- Étalez le mélange avec le rouleau à pâtisserie et confectionnez vos biscuits à l'aide de moules.
- Enfournez et faites cuire 15 à 20 minutes à 180 °C.

Crème de caroube

Ingrédients:
200 g de noisettes décortiquées
100 g de sucre de canne
De la farine de caroube
1 cuillère à soupe d'huile d'arachides (ou de sésame)
Du lait végétal (en quantité suffisante)

Voici une recette simple et rapide pour concocter une crème délicieuse, à déguster notamment au petit-déjeuner sur du pain azyme.

La quantité de farine de caroube n'est pas indiquée car elle peut varier selon les goûts, de même que celle du lait que vous pouvez ajouter en fonction de la consistance désirée.

- Les noisettes peuvent s'utiliser aussi bien crues que grillées au four ou à la poêle pendant quelques minutes, afin de conserver la crème plus longtemps.
- Ajoutez le sucre et l'huile d'arachides avant de broyer le tout.
- Incorporez progressivement la farine de caroube et le lait végétal, jusqu'à l'obtention d'une consistance crémeuse.

Smoothie ou salade de fruits

Pour démarrer la journée en beauté, laissez libre cours à votre imagination et mélangez ce qui vous fait le plus envie dans un smoothie (aux fruits ou aux légumes) ou dans une salade de fruits, composée de trois fruits au maximum afin d'éviter les troubles digestifs.

De même, vous êtes libre de confectionner un smoothie vert à partir de légumes verts à feuille, réputés pour leurs vertus bénéfiques (comme le céleri, les épinards, les concombres ou les courgettes, le basilic ou le persil), combinés à divers fruits frais (pomme, citron, poire...) pour un cocktail de vitamines aux propriétés nutritionnelles remarquables.

Aussi, rien ne vous empêche de miser sur une valeur sûre en associant les oranges, les carottes et le citron afin d'obtenir un jus ACE (qui doit son nom aux vitamines qu'il contient) ou un kiwi et un melon pour un jus détox et rafraîchissant.

Si vous êtes à la recherche de saveurs tropicales, optez pour l'ananas et le citron vert saupoudrés de farine de coco, ou pour des pêches, des fraises et un soupçon de pastèque pour un goût estival.

LE DÉJEUNER

Pâtes à l'épeautre

Ingrédients:
350 g de farine d'épeautre
125 à 150 ml d'eau
Du sel
De l'huile d'olive vierge extra, des épices, de la sauce tomate (facultatives)

Il n'y a rien de plus simple et de plus rapide à préparer que les pâtes maison.

Celles proposées ici sont à base de farine d'épeautre, mais la méthode est la même avec d'autres farines.

- Dans un bol, mettez la farine et une pincée de sel et versez progressivement l'eau. Mélangez le tout à la main pendant 5 à 10 minutes, jusqu'à l'obtention d'une belle pâte.

- Étalez à l'aide du rouleau à pâtisserie selon l'épaisseur désirée et coupez de fines lamelles en forme de fettucine à l'aide d'une roulette à pâte. Une fois que vous aurez pris la main, vous serez en mesure de confectionner facilement raviolis et tortellinis, voire des spaghettis ou des bigolis si vous disposez d'une machine à pâtes.

- Faites cuire pendant quelques minutes.

- Vous pouvez agrémenter vos pâtes d'huile d'olive,

de sauce tomate, d'épices ou de tout ce qui vous fait plaisir, pour des pâtes aux saveurs et aux couleurs diverses et variées.

Orge au potiron

Ingrédients:
200 g d'orge
Du bouillon de légumes
La chaire d'un potiron
1 oignon
De l'huile d'olive vierge extra

- Faites revenir l'oignon, puis ajoutez la chaire du potiron coupée en petits morceaux ainsi que le bouillon chaud. Laissez ensuite cuire pendant 5 à 10 minutes, de sorte que la chair ne soit pas tout à fait tendre.
- Écrasez-la à l'aide d'une fourchette, ajoutez l'orge et un peu de bouillon, puis prolongez la cuisson jusqu'à ce que les grains d'orge soient cuits.

Gnocchis de pommes de terre

Ingrédients:
500 g de pommes de terre
100 g de farine de blé complet (ou de farine à base d'autres céréales)
Du sel et de l'huile

- Faites bouillir les pommes de terre avec la peau jusqu'à ce qu'elles ramollissent.
- Une fois cuites, épluchez-les sous l'eau froide afin de ne pas vous brûler et réduisez-les en purée.
- Salez, tamisez la farine et pétrissez la pâte pendant quelques minutes jusqu'à l'obtention d'un mélange homogène.
- Prenez ensuite un bout de pâte et coupez-le en bandelettes qui serviront ensuite à former les gnocchis.
- Faites-les cuire dans de l'eau pendant quelques minutes.

Spaghettis de soja

Ingrédients:
250 g de spaghettis de soja
1 oignon
2 carottes
1 courgette
80 g de champignons
80 g de pousses de soja
De la sauce soja

- Coupez les carottes et la courgette en julienne et les autres légumes en petits cubes.
- Dans une casserole, faites revenir l'oignon, puis ajoutez les carottes, la courgette, les champignons et les pousses de soja.
- Faites cuire les spaghettis de soja dans de l'eau bouillante pendant 2 minutes. Égouttez-les, assaisonnez-les avec la sauce soja et faites-les revenir avec les légumes quelques minutes.

Risotto aux légumes

Ingrédients:
250 g de riz
500 ml de bouillon de légumes
1 oignon
½ verre de vin blanc
1 pincée de safran
100 g de champignons
100 g de haricots verts
5 tomates cerises

- Pendant que vous faites chauffer le bouillon de légumes, faites dorer l'oignon dans une poêle.

- Faites cuire les haricots verts à la vapeur et blanchir les champignons, puis réservez.

- Ajoutez le riz et faites-le rissoler pendant quelques minutes.

- Déglacez le tout avec du vin blanc puis, une fois complètement évaporé, ajoutez un peu de bouillon de légumes de sorte à recouvrir le riz, tout en répétant la manœuvre dès qu'il s'évapore.

- Lorsque la fin de la cuisson approche, parsemez de safran, ajoutez les légumes et mélangez.

- Versez de l'huile, du persil, mélangez à nouveau puis servez.

Risotto aux 5 céréales

Ingrédients:

250 g de mélange 5 céréales (paquet en vente en supermarché composé d'épeautre, d'orge, de riz, de blé de Khorasan et d'avoine)

1 oignon

De l'huile d'olive vierge extra

2 belles courgettes grillées coupées en julienne

1 pincée de levure

Du sel

500 ml de bouillon de légumes

Du persil haché

- Comme pour le risotto aux légumes, réchauffez le bouillon pendant que vous faites revenir l'oignon dans une poêle.

- Ajoutez les céréales aux oignons et faites-les rissoler pendant une minute. Recouvrez-les ensuite de bouillon de légumes.

- Continuez à mélanger tout en versant le bouillon et en saupoudrant d'une pincée de levure.

- Lorsque la fin de la cuisson approche, ajoutez les courgettes, un peu d'huile et mélangez le tout.

- Éteignez le feu, parsemez de persil, mélangez à nouveau et servez.

Spaghettis au tofu

Ingrédients:
200 g de spaghettis au blé complet
200 g de pousses de soja
3 cuillères à soupe de sauce soja
1 bloc de tofu
1 oignon
Du piment à votre guise
De l'huile d'olive vierge extra à votre guise

- Faites cuire les spaghettis.
- Pendant ce temps, faites revenir quelques minutes dans une poêle l'oignon, le tofu préalablement coupé en cubes et séché ainsi que les pousses de soja.
- Ajoutez les spaghettis tout juste égouttés et la sauce soja. Faites revenir pendant quelques minutes.

Couscous

Ingrédients:
De la semoule
2 poireaux
1 courgette
1 carotte
Des champignons
De la sauce soja
250 ml d'eau

- Coupez la carotte, la courgette et les poireaux en julienne et faites-les revenir dans une poêle.

- Pendant que vous portez l'eau à ébullition (avec un filet d'huile et une pincée de sel), disposez la semoule dans un récipient, puis recouvrez-la d'eau.

- Refermez avec un couvercle et laissez reposer (référez-vous aux instructions figurant sur l'emballage).

- Mettez ensuite la semoule et les légumes dans une casserole, nappez de sauce soja et mélangez pendant quelques minutes.

Boulettes de millet

Ingrédients:
200 g de millet
1 aubergine
1 courgette
1 pomme de terre
2 cuillères à soupe de chapelure
1 pincée de cumin
De l'huile
Du sel et du piment

- Pendant que vous faites cuire le millet, coupez la pomme de terre, la courgette et l'aubergine en tout petits morceaux et faites-les dorer.

- Une fois le millet cuit, ajoutez-le aux légumes grillés.

- Saupoudrez lentement de cumin et de chapelure, de sorte que le résultat ne soit pas tout à fait compact (la quantité de chapelure varie en fonction du type de millet utilisé).

- Une fois le tout refroidi, formez des boulettes et enfournez-les 15 à 20 minutes à 180 °C.

Tourte à l'amarante et au quinoa

Ingrédients:
150 g d'amarante
150 g de quinoa
Des épinards
De l'ail
De l'huile
Du sel et du poivre
De la chapelure (facultative)

- Lavez et faites cuire l'amarante et le quinoa.
- Faites bouillir les épinards, puis faites-les revenir à la poêle avec de l'ail et de l'huile.
- Formez de petites tourtes en disposant deux couches d'amarante et de quinoa entre les épinards.
- Laissez cuire 10 à 15 minutes au four à 180 °C.

LES ACCOMPAGNEMENTS et LES ASSAISONNEMENTS

Pain azyme

Ingrédients:
300 g de farine (celle de votre choix : sans gluten, de blé complet, d'épeautre...)
Environ 150 ml d'eau
1 filet d'huile d'olive vierge extra
1 pincée de sel

- Dans un saladier, mélangez la farine, l'huile, le sel et incorporez progressivement l'eau, puis pétrissez jusqu'à l'obtention d'un mélange homogène.
- Laissez reposer une demi-heure sous un torchon.
- Séparez la pâte en petites boules que vous étalez à l'aide du rouleau à pâtisserie, afin d'obtenir des palets.
- Vous pouvez, au choix, les faire cuire 15 minutes au four à 180 °C ou les faire dorer à la poêle quelques minutes de chaque côté.
- Vous obtenez ainsi un pain léger et facile à digérer, à consommer aussi bien lors du petit-déjeuner avec de la confiture ou de la crème de caroube ou lors du dîner en accompagnement.

Poêlée de champignons

Ingrédients:
1 cuillère à soupe d'huile de maïs
300 g de champignons lavés et coupés
Du poivre
Le jus d'1/2 citron
De l'ail et du persil (facultatifs)

- Pendant que vous lavez et coupez finement les champignons, faites chauffer l'huile de maïs dans une poêle avant de les y déposer, puis mélangez.
- Poivrez légèrement, versez le jus de citron et, éventuellement, l'ail et le persil. Mélangez jusqu'à ce que les champignons soient cuits.

Guacamole

Ingrédients:
1 avocat mûr
1 oignon
1 citron vert (ou, à défaut, 1 citron jaune)
Du sel et du poivre (à votre guise)
1 tomate, des olives, du piment (facultatifs)

- La sauce guacamole est une recette très ancienne qui remonte aux Aztèques. La recette originale était composée d'un avocat, d'un citron vert et de sel.

- Dans un bol, mélangez de petits morceaux d'avocat au jus du citron vert. Écrasez à l'aide d'une fourchette, jusqu'à l'obtention d'une crème.

- Ajoutez l'oignon coupé en lamelles (et, éventuellement, la tomate, les olives ou le piment), le sel et le poivre, puis laissez refroidir au réfrigérateur pendant quelques heures.

Pommes de terre croustillantes au four

Ingrédients:
4 grosses pommes de terre
De l'huile d'olive vierge extra
Du sel

- Épluchez les pommes de terre, coupez-les à votre convenance et laissez-les tremper pendant une demi-heure, afin qu'elles perdent leur amidon.
- Pendant ce temps, préchauffez le four à 220°C.
- Égouttez et essuyez les pommes de terre, coupez-les en lamelles et enfournez-les avec un filet d'huile et du sel pour 25 à 30 minutes à 180 °C.

Houmous

Ingrédients:
200 g de pois chiches
1 cuillère à soupe de tahina (crème de sésame)
1 gousse d'ail finement hachée
Le jus d'un citron
Du persil frais
1 filet d'huile
Du sel et du poivre

- Si vous utilisez des pois chiches secs, laissez-les tremper pendant une nuit avant de les égoutter et de les cuire à l'eau bouillante pendant environ une heure avant de les utiliser.

- Si vous utilisez plutôt ceux en conserve prêts à l'emploi, il ne vous reste plus qu'à mettre tous les ingrédients dans le mixeur et à mixer jusqu'à l'obtention d'une crème.

- Rectifiez l'assaisonnement et servez.

Purée de petits pois

Ingrédients:
200 g de petits pois
Quelques feuilles de basilic
Du sel
Du poivre
Du bouillon de légumes

- Laissez cuire les petits pois et le basilic dans le bouillon de légumes pendant 10 minutes.
- Versez les petits pois, un peu de bouillon, du sel et du poivre dans le mixeur et mixez.

Épinards au yaourt

Ingrédients:
300 g d'épinards
70 g de yaourt au soja
1 poireau (ou 1 oignon)
1 tomate
Le jus d'1/2 citron
Du sel
De l'huile

- Pendant que vous faites bouillir les épinards, faites revenir le poireau (ou l'oignon), ajoutez la tomate en tranches, le citron et le sel, puis laissez cuire pendant 5 minutes.

- Enfin, ajoutez les épinards et laissez cuire à nouveau 5 minutes.

- Vers la fin de la cuisson, ajoutez le yaourt et mélangez. Salez à votre goût et servez.

LE DÎNER

Bouillon de légumes

Ingrédients:
1 oignon
2 carottes
Du céleri
1 gousse d'ail

- Hachez les ingrédients et faites-les revenir dans un filet d'huile d'olive vierge extra.

Vous pouvez alors les faire cuire dans de l'eau et les utiliser ainsi, ou ajouter d'autres ingrédients (fenouil, tomate...), d'autres épices (origan, basilic, gingembre...) ou des algues.

Pour des soupes et potages délicieux, pensez à l'ajout de légumes tels que les haricots ou les petits pois.

Pizza

Ingrédients:
200 g de farine sans gluten
180 ml d'eau
15 g de levure
1 pincée de sel
De l'huile

Pour la farine de blé complet :
si vous souhaitez une pâte à base de farine complète avec juste ce qu'il faut de croustillant, il vous faut mélanger 100 g de farine de type 55 à 100 g de farine de blé complet.

Pour la mozzarella :
50 g de yaourt végétal au soja
50 ml de lait de soja
30 g de maïzena
1 pincée de sel
1 filet d'huile de maïs
- Mélangez tous les ingrédients jusqu'à l'obtention d'une crème liquide.

- Ajoutez à la farine l'eau, la levure, une goutte d'huile ainsi qu'une pincée de sel, puis mélangez pendant quelques minutes jusqu'à l'obtention d'une pâte moelleuse.

- Laissez-la ensuite lever sous un torchon pendant environ 3 heures.

- Pour la mozzarella, déposez tous les ingrédients dans un bol et mélangez bien, jusqu'à l'obtention d'une texture liquide et crémeuse.

- Une fois la pâte levée, étendez-la à l'aide d'un rouleau à pâtisserie, afin d'obtenir une belle base de l'épaisseur désirée. Badigeonnez-la de sauce tomate, déposez à la cuillère de petites touches de crème de mozzarella et ajoutez-y les ingrédients de votre choix. Enfournez ensuite 10 à 15 minutes à 200 °C.

Boulettes aux fleurs de courge

Ingrédients:
15 fleurs de courge sans pistil lavées et coupées finement
200 g de farine sans gluten
100 à 150 ml d'eau (selon le type de farine)
1 cuillère à café de bicarbonate
Du sel

- Préparez la pâte en mélangeant la farine, le bicarbonate, le sel et en ajoutant l'eau tiède progressivement.
- Mélangez à l'aide d'un fouet, afin d'obtenir une crème plutôt qu'une pâte.
- Incorporez les fleurs de courge à la pâte et mélangez-les bien.
- Déposez-les dans une poêle préalablement chauffée avec un filet d'huile (dont vous pouvez également vous passer si vous utilisez une poêle antiadhésive) : étalez la crème de sorte qu'elle épouse la forme de la poêle et faites cuire à feu doux quelques minutes de chaque côté.

Seitan au citron

Ingrédients:
200 g de seitan
Pour la marinade :
2 cuillères à soupe de sauce soja
2 cuillères à soupe d'huile d'olive vierge extra
1 brin de persil
Le jus d'un citron
1 tranche de racine de gingembre

Le jus d'un citron
1 cuillère à café de maïzena
150 ml d'eau
Du sel

- Pour la marinade, mélangez la sauce soja, l'huile, le jus de citron, le gingembre et le persil finement hachés.
- Coupez le seitan en tranche et laissez-le mariner au moins une heure.
- Laissez-le ensuite cuire sur une plaque quelques minutes de chaque côté.
- Pendant ce temps, faites fondre la maïzena dans le jus de citron et ajoutez-le à l'eau.
- Une fois le seitan cuit, retirez-le du feu et déposez-le sur une assiette. Versez ensuite la sauce tout juste préparée dans la poêle et réchauffez-la pendant quelques minutes, de sorte qu'elle ne devienne pas

trop épaisse.

\- Éteignez le feu et recouvrez le seitan de sauce.

Aubergines au tofu

Ingrédients:
1 bloc de tofu
2 aubergines
De l'ail
De l'huile d'olive vierge extra
1 tomate
De l'origan

\- Lavez les aubergines et coupez-les en deux dans le sens de la longueur. Mettez-les dans une passoire, saupoudrez-les de gros sel, couvrez à l'aide d'une assiette et laissez-les égoutter pendant une heure (cette méthode permet d'éliminer le goût amer de l'aubergine).

\- Passé ce délai, plongez-les dans de l'eau bouillante pendant quelques minutes, puis laissez-les égoutter à nouveau.

\- Retirez ensuite la chaire de l'aubergine à l'aide d'une cuillère, de manière à pouvoir y déposer la farce.

\- Dans une poêle, faites revenir l'ail émincé dans un filet d'huile afin de préparer la farce.

- Coupez ensuite le tofu ainsi que la chair d'aubergine restante en petits cubes. Mélangez-les à la sauce tomate et à l'origan, puis versez le tout dans la poêle.

- Laissez cuire pendant quelques minutes jusqu'à ce que l'aubergine soit cuite à point et salez à votre goût. Retirez la farce du feu et réservez.

- Remplissez les aubergines de farce tout juste préparée et enfournez 20 minutes à 180 °C.

Tartine grillée au tofu

Ingrédients:
1 bloc de tofu
Du pain en tranches
De l'huile d'olive vierge extra
De l'origan
De la sauce tomate
Du sel

- Faites griller les tranches de pain au four ou à la poêle.

- Dans une poêle, faites revenir le tofu coupé en cubes. Ajoutez-y la sauce tomate, l'origan, le sel ainsi que tout ingrédient de votre choix (comme des champignons, artichauts, olives...) et laissez cuire pendant quelques minutes.

- Frottez une gousse d'ail sur la face de chaque tranche de pain.

- Versez-y un filet d'huile d'olive vierge extra, la sauce au tofu et servez.

Omelette de pois chiches aux asperges

Ingrédients:
150 g de farine de pois chiches
100 g d'asperges cuites et coupées en petits morceaux
300 g d'eau
1 poireau
1 filet d'huile de graines
Du sel et du poivre
Des épices (facultatives)

- Dans une poêle, faites revenir le poireau et les asperges cuites et coupées en petits morceaux.

- En parallèle, préparez la pâte en mélangeant l'eau à la farine de pois chiches. Salez, poivrez et saupoudrez de vos épices préférées jusqu'à l'obtention d'une crème épaisse.

- Étalez de façon homogène la crème sur la poêle

contenant le poireau et les asperges. Après quelques minutes, baissez le feu et laissez cuire à feu doux pendant 6 à 8 minutes.

- Retournez l'omelette et laissez-la cuire de l'autre côté, de sorte qu'elle soit croustillante de chaque côté.

Haricots en sauce

Ingrédients:
200 g de haricots
50g de sauce tomate
1 oignon
1 gousse d'ail
Du persil
Du sel et du poivre

- Faites cuire les haricots jusqu'à ce qu'ils soient tendres (pour les haricots secs, mettez-les à tremper la veille). Lorsque la fin de la cuisson approche, salez.
- Faites revenir l'ail et l'oignon, puis ajoutez la sauce tomate et poivrez.
- Passez au mixeur la moitié des haricots, la sauce tomate et un peu de bouillon de cuisson. Disposez le mélange obtenu dans une assiette, recouvrez-le de haricots entiers et de persil haché et servez.

Petits pois au guacamole

Ingrédients:
400 g de petits pois (frais ou surgelés)
Du guacamole
Du pain de seigle en tranches

- Préparez le guacamole.
- Faites cuire les petits pois à la vapeur pendant 8 à 10 minutes.
- Mélangez les petits pois au guacamole.
- Faites griller le pain et servez-le accompagné de la sauce obtenue.

Lentilles en sauce

Ingrédients:
200 g de lentilles
1 pomme de terre
Du bouillon de légumes
De l'huile
Du laurier
Des oignons
Du vin

- Après avoir fait revenir l'oignon, la pomme de terre et le laurier, ajoutez les lentilles, puis déglacez avec le vin.

- Versez le bouillon de légumes et la tomate coupée en lamelles. Laissez mijoter pendant environ 40 minutes, jusqu'à ce que les lentilles soient cuites.

LES GÂTEAUX ET LES DESSERTS

Crème soja

Ingrédients:

500 ml de lait de soja (à température ambiante)
3 cuillères à soupe de maïzena
3 cuillères à soupe de sirop d'agave (ou 2 de sucre de canne)
Du cacao (pour la version chocolatée)
De la vanille (pour la version vanillée)
Des clous de girofle (ou de l'anis)
De la cannelle

- Dans une casserole, mélangez le lait et la maïzena jusqu'à ce que la maïzena soit parfaitement incorporée.

- Mettez la casserole sur le feu.

- Ajoutez-y le sirop d'agave (ou le sucre de canne), la vanille (ou le cacao dans le cas de la version chocolatée) et quelques clous de girofle.

- Lorsque la crème est sur le point de bouillir et devient plus épaisse, retirez les clous de girofle à l'aide d'une cuillère. Mélangez à nouveau, puis versez-la dans des tasses et saupoudrez de cannelle en poudre.

Tarte à la crème renversée

Ingrédients :
500 g de crème soja à la vanille
500 g de crème soja au cacao
Des biscuits secs sans lait ni œufs
De la cannelle (ou du cacao)

- Préparez les crèmes dans deux casseroles différentes (voir ci-dessus).

- Dans un plat à tarte, formez une base à l'aide des biscuits secs que vous recouvrez de crème à la vanille encore chaude. Faites ensuite une deuxième couche de biscuits secs que vous recouvrez cette fois de crème au cacao.

- Répétez l'opération en alternant une couche de

biscuits et de crème à la vanille, puis une autre à la crème au cacao.

- Saupoudrez de cannelle (ou de cacao).

Gâteau roulé

Ingrédients:
200 g de chocolat noir extra fondant
200 g de biscuits
50 g de lait végétal
50 g d'huile de graines

- Pendant que vous faites fondre le chocolat au bain-marie, passez les biscuits secs au mixeur avec les dattes (ayant trempé au préalable toute la nuit), le lait et l'huile.

- Étalez le mélange obtenu sur du papier sulfurisé, versez-y le chocolat fondu et modelez le tout afin d'obtenir un rouleau.
Laissez reposer quelques heures au réfrigérateur. C'est prêt !

Vous pouvez également remplacer le chocolat extra fondant avec du cacao amer ainsi qu'une poignée de dattes hachées.

Gâteau à la mangue

Ingrédients:
Pour la base:
300 g de biscuits secs (sans lait ni œufs)
2 cuillères à soupe de sucre de canne
Lait végétal

500 g de yaourt de soja à la mangue
200 ml de crème végétale
6 cuillères à soupe de lait végétal
15 g de gélifiant naturel (agar-agar)

Du cacao (à saupoudrer par-dessus)

- Passez au mixeur les biscuits secs, puis ajoutez le sucre ainsi qu'un peu de lait végétal (uniquement pour humidifier le tout).
- Formez une base à l'aide du mélange obtenu et placez-la au réfrigérateur une demi-heure.
- Préparez la crème en mélangeant le yaourt, la crème fouettée végétale, le lait et le gélifiant naturel, puis étalez le mélange obtenu sur la base.
- Réservez à nouveau au réfrigérateur pendant minimum une heure.

Génoise au chocolat

Ingrédients:
200 g de farine de type 55
100g de maïzena
2 cuillères à soupe de cacao
3 cuillères à soupe de sucre
1 sachet de levure chimique (ou 1 cuillère à soupe de bicarbonate)
1 cuillère à soupe d'huile
200ml de lait végétal

- Dans un bol, mélangez progressivement tous les ingrédients.

- Pétrissez pendant quelques minutes jusqu'à l'obtention d'une pâte ferme.

- Faites cuire au four à 180 °C pendant une demi-heure.

Boulettes de noix de coco au cacao

Ingrédients:
Dattes
Farine de coco
Du cacao
De la menthe (facultative)

- Dans un mixeur, mélangez tous les ingrédients jusqu'à l'obtention d'une pâte ferme et homogène à partir de laquelle former de petites boulettes, à conserver au réfrigérateur et à servir froides.
- Pour dix dattes (moyennes à petites), mettez la moitié d'une cuillère à soupe de farine de coco ainsi que de cacao, et deux petites feuilles de menthe.
- Vous pouvez également confectionner de petites boulettes exclusivement à base de cacao, d'autres à base de noix de coco ou encore à la menthe, afin de varier les couleurs.

Bibliographie

AA.VV., 2011, Il libro completo dei rimedi naturali, Giunti Demetra

AA.VV., 1998, Curarsi con il cibo, La Biblioteca Ideale Tascabile

AA.VV., 1998, Le diete che funzionano, La Biblioteca Ideale Tascabile

Aspre Barbara, 2008, Il tuo cibo dalla A alla Z, Tecniche Nuove

Berioni, Calvi, Croci, Melgiovanni, Zugnoni, 1987 Errori alimentari, a tavola senza veleni, De Vecchi Editore

Buonfino Liliana, 1977, La cucina integrale, Mondadori

Casati Elio, 1993, Il grande libro della cucina vegetariana, Mariotti

Carr Allen, 2008, Lé méthode simple pour perdre du poids, Poket

Campbell T. Colin, 2005, Le Rapport Campbell

Campbell T. Colin, 2013, Whole, Vegetale e Integrale, Whole Rethinking the Science of Nutrition, Macro edizioni

Carper Jean, 1998, La giovinezza vien mangiando, Sperling & Kupfer Editore

Chaitow Leon, 1999, La dieta della lunga vita, Edizioni Red

Ciaburri G., 1974, Cucina Vegetariana, salute e longevità, Sperling & Kupfer

D'Elia Armando, Guidi Antonella, 2012, Miti e realtà dell'alimentazione umana, Si Edizioni

Dalla Via Gudrun, 2007, La dieta dello sportivo, Edizioni Red

Dalla Via Gudrun, 2008, Le combinazioni alimentari, Edizioni Red

Del Vantesimo Ada, 1990, La dieta italiana, Sperling Paperback

Djokovic Novak, 2013, Il punto vincente (Serve to win), Sperling & Kupfer

Formenti Alessandro, 2007, Mazzi Cristina, La salute in cucina, Edizioni l'Informatore Agrario

Granger Laura, 1991, Calcio e alimentazione, Ulisse Edizioni

Hack Margherita, 2011, Perché sono vegetariana, Edizioni dell'altana

Hittleman Richard, edizione aggiornata 1993, Yoga, esercizi, concentrazione, alimentazione, Mondadori

Holford Patrick, 2009, La salute comincia a tavola, Vallardi Editore

Kousmine Catherine, 2004, La tavola della salute, Giunti

Maffei Franca, 1999, Guida alle combinazioni alimentari, Demetra srl

Maugeri Paola, 2012, La mia vita a impatto zero, Mondadori

Menassé Iginia, 1981, La conservazione di frutta e verdura e la congelazione di tutti gli alimenti, De Vecchi Editore

Momentè Stefano, 2007, Cargnello Sara, Solo crudo, Macro Edizioni

Mozzi Piero, 2012, La dieta del dottor Mozzi, Mogliazze

Pedrotti Walter, 1997, Il cucchiaio verde, come curarsi con il cibo, Demetra

Pellati Renzo, 1994, Alimentazione per la famiglia, Fabbri Editore

Rifkin Jeremy, 1992, Ecocidio, Mondadori

Strozzi Silvia, 2011, Cereali che bontà, Macro Edizioni

Todisco Mauro, 1994, La cronodieta, Tecniche Nuove

Veronesi Umberto, 2013, La dieta del digiuno, Mondadori

Cours

Audio-corso di Alimentazione e salute, Trevisani Catia, 2011, Edizioni Enea
Corso conoscere il cibo, Ermes srl
Corso dimagrire con l'alimentazione, Ermes srl

Sites

Iltuocorso.it, pour les cours en ligne
Frasicelebri.it, pour les phrases et les citations
Benessere360.com
My-personaltrainer.it
Nutrizionenaturale.it
Focus.it
Universobio.com
Vegfacile.info
Veganitalia.com
Giallozafferano.it

Cristian Ortile est un spécialiste passionné par l'alimentation et les méthodes de développement personnel, telles que le yoga et la méditation.

Suite à de nombreux travaux dans divers cadres professionnels, il se consacre à l'écriture de manuels simples et pratiques pour repenser sa vie.

Contact : cristian.ortile@gmail.com

www.ingramcontent.com/pod-product-compliance
Lightning Source LLC
Chambersburg PA
CBHW021144260726
48656CB00024B/1422